W0049272

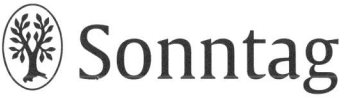

# Über den Autor

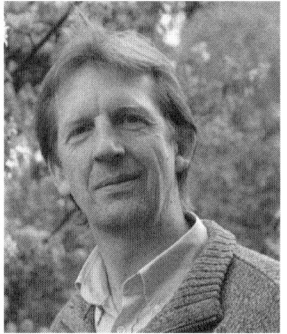

**Arpana Tjard Holler**, geb. 27.02.1957, schloss seine Ausbildung zum Heilpraktiker 1989 ab. Danach lebte er drei Jahre in Indien, wo er eine Ausbildung in Psychotherapie und Tiefengewebsmassage (Rebalancing) absolvierte. Über 1,5 Jahre arbeitete er in einer indischen Arztpraxis mit und eignete sich Kenntnisse der praktischen Medizin an.

Zwischen 1994 und 2005 unterrichtete er als Privatdozent an verschiedenen Heilpraktikerschulen in Deutschland. Seit 1994 erstellt er Manuskripte und veröffentlicht regelmäßig Bücher, die sich durch seine langjährigen praktischen Erfahrungen in der Ausbildung von Heilpraktikern auszeichnen.

Im Februar 2006 eröffnete er seine eigene Heilpraktikerschule in Gummersbach (www.arpana-tjardholler.de).

# Multiple-Choice-Wissen für die Heilpraktikerprüfung

Band 2: Herz-Kreislauf

Arpana Tjard Holler

7 Abbildungen
4 Tabellen

Sonntag Verlag · Stuttgart

*Bibliografische Information
der Deutschen Nationalbibliothek*

Die Deutsche Nationalbibliothek verzeichnet diese Publikation in der Deutschen National-bibliografie; detaillierte bibliografische Daten sind im Internet über http://dnb.d-nb.de abrufbar.

Anschrift des Autors:
Arpana Tjard Holler
An den Buchen 34
51061 Köln

**Wichtiger Hinweis:** Wie jede Wissenschaft ist die Medizin ständigen Entwicklungen unterworfen. Forschung und klinische Erfahrung erweitern unsere Erkenntnisse, insbesondere was Behandlung und medikamentöse Therapie anbelangt. Soweit in diesem Werk eine Dosierung oder eine Applikation erwähnt wird, darf der Leser zwar darauf vertrauen, dass Autoren, Herausgeber und Verlag große Sorgfalt darauf verwandt haben, dass diese Angabe **dem Wissensstand bei Fertigstellung des Werkes** entspricht.

Für Angaben über Dosierungsanweisungen und Applikationsformen kann vom Verlag jedoch keine Gewähr übernommen werden. **Jeder Benutzer ist angehalten**, durch sorgfältige Prüfung der Beipackzettel der verwendeten Präparate und gegebenenfalls nach Konsultation eines Spezialisten festzustellen, ob die dort gegebene Empfehlung für Dosierungen oder die Beachtung von Kontraindikationen gegenüber der Angabe in diesem Buch abweicht. Eine solche Prüfung ist besonders wichtig bei selten verwendeten Präparaten oder solchen, die neu auf den Markt gebracht worden sind. **Jede Dosierung oder Applikation erfolgt auf eigene Gefahr des Benutzers.** Autoren und Verlag appellieren an jeden Benutzer, ihm etwa auffallende Ungenauigkeiten dem Verlag mitzuteilen.

© 2009 Sonntag Verlag in
MVS Medizinverlage Stuttgart GmbH & Co. KG
Oswald-Hesse-Straße 50, 70469 Stuttgart
Unsere Homepage: www.sonntag-verlag.com

Printed in Germany

Abbildungen aus: Faller A: Der Körper des Menschen. 15. Aufl. Stuttgart: Thieme; 2008.
Umschlaggestaltung: Thieme Verlagsgruppe
Umschlagfotos: Thieme Verlagsgruppe, PhotoDisc Inc.
Satz: primustype Hurler GmbH,
73274 Notzingen, gesetzt in UltraXML
Druck: Westermann Druck Zwickau GmbH, 08058 Zwickau

ISBN 978-3-8304-9183-5      1 2 3 4 5 6

# Danksagung

Hiermit möchte ich mich bei folgenden Personen bedanken, die mir bei der 1. Auflage dieses Buches geholfen haben:

- Tina Hubrich (HP, Emmerthal/Hameln)
- Sina Erhardt (HPA, Wiehl)
- Ilona Roller (HPA, Lindlar)

Außerdem danke ich ganz herzlich Evelyne Bisch (HPA, Morsbach).

# Vorwort

Der zweite Band der Reihe *Multiple-Choice-Wissen für die Heilpraktiker-prüfung* ist im Frühjahr auf Mallorca entstanden. Er beinhaltet ausschließlich Fragen zum Thema Herz-Kreislauf. Dieses Buch eignet sich sowohl für Anfänger als auch für Fortgeschrittene.

Ich empfehle, beim Erlernen des Prüfungsstoffes schon frühzeitig mit Multiple-Choice-Fragen zu arbeiten. Zu Anfang kann die Fülle des medizinischen Stoffes lähmend wirken, und so mancher fühlt sich beim Lesen des ihm unbekannten Stoffes verloren und kann sich beim besten Willen nicht vorstellen, diese Ansammlung von medizinischen Fachausdrücken zu beherrschen. Das ist am Anfang normal! Durch den Umgang mit Multiple-Choice-Fragen lernen Sie fokussiert. Das Beantworten der Fragen führt Sie in den Lernstoff hinein.

Am Anfang des Erlernens der anatomischen, physiologischen und pathologischen Kenntnisse ist das Ziel nicht, soviel wie möglich vom Prüfungsstoff zu behalten, sondern sich regelmäßig (!) damit zu beschäftigen. Erst durch die Beschäftigung mit den medizinischen Begriffen durch das Bearbeiten von Multiple-Choice-Fragen verinnerlicht sich das Wissen von alleine. Ich empfehle meinen Schülern, regelmäßig und ausdauernd mit Multiple-Choice-Fragen zu arbeiten. Bewährt hat sich das Bearbeiten dieser Fragen in einer kleinen Gruppe von drei Schülern.

In diesem Buch ist das Prüfungswissen des Themas Herz-Kreislauf in vier Abschnitte unterteilt. Im ersten Teil finden Sie Multiple-Choice-Fragen zur Anatomie, im zweiten Teil zur Pathologie und im dritten Teil Multiple-Choice-Fragen für Fortgeschrittene. Im letzten Teil werden übliche Fragen der mündlichen Heilpraktikerprüfung erörtert.

Der Kommentar der Multiple-Choice-Fragen ist von mir so aufgearbeitet worden, dass eine übersichtliche und deutliche Nennung des Prüfungsstoffes kenntlich ist.

Köln, im August 2008                                     *Arpana Tjard Holler*

# Inhalt

# Multiple-Choice-Fragen
# Anatomie und Physiologie

**1.** **Welche der folgenden Aussagen zur Lage der Herzens sind richtig?**

1. Das Herz befindet sich zu einem Drittel rechts und zu zwei Dritteln links der Körpermittellinie.
2. Es befindet sich hinter dem Brustbein.
3. Es befindet sich hinter der Speiseröhre.
4. Es befindet sich im Mediastinum.
5. Die Herzspitze befindet sich links im dritten Interkostalraum auf Höhe der Medioklavikularlinie.

❑ A) Nur die Aussagen 1, 2 und 5 sind richtig.
❑ B) Nur die Aussagen 1, 2 und 4 sind richtig.
❑ C) Nur die Aussagen 1, 3 und 4 sind richtig.
❑ D) Nur die Aussagen 2, 3 und 5 sind richtig.
❑ E) Nur die Aussagen 2, 4 und 5 sind richtig.

**1. Antwort und Kommentar**

Die Lösung **B** ist richtig.

Das Herz ist ein etwa faustgroßer Hohlmuskel im Brustraum (Thorax), der die Aufgabe besitzt, das Blut durch den Körperkreislauf zu pumpen, mit folgender Lokalisation:

- **Mediastinale Lage**: Das Herz liegt im Mediastinum (Mittelfellraum), dem Raum zwischen den beiden Lungenflügeln.
- **Retrosternale Lage**: Das Herz liegt direkt hinter dem Brustbein (Sternum) und **vor der Speiseröhre**.
- **Lage nach links**: Zwei Drittel des Herzens liegen auf der linken Körperhälfte, ein Drittel auf der rechten.
- Lage der **Herzspitze**: Unterhalb des Herzens befindet sich das Zwerchfell, mit dem die Herzspitze im **5. ICR** links (Interkostalraum = der Raum zwischen den Rippen) auf Höhe der Medioklavikularlinie verwachsen ist. Die Herzspitze liegt der vorderen Brustwand an (Herzspitzenstoß).

Die Medioklavikularlinie ist eine gedachte Hilfslinie, die senkrecht durch die Mitte des Schlüsselbeins (Clavicula) verläuft.

- **Herzverdrehung**: Durch die Linksrotation bildet der an der vorderen Brustwand gelegene Teil des Herzens das rechte Herz, während das linke Herz mit Ausnahme der Herzspitze nach hinten verschoben ist.

Das Zwerchfell trennt den Thorax vom Abdomen (Bauchraum).

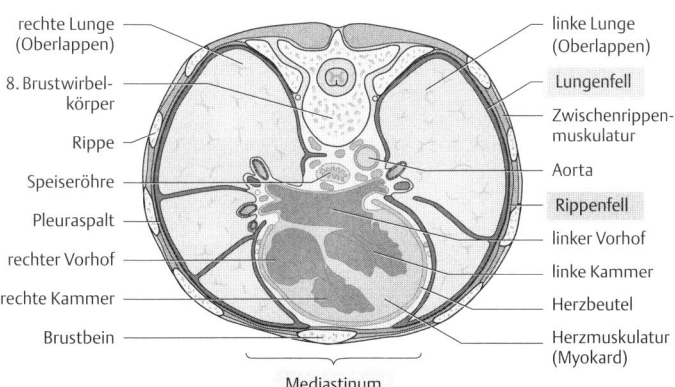

Abb. 1    Horizontalschnitt durch den Brustkorb auf Höhe des 8. Brustwirbels.

**2.** **Welche der folgenden Aussagen zum Verlauf der Herzachse ist richtig?**

❏ A) Sie verläuft diagonal von rechts oben hinten nach links unten vorne.

❏ B) Sie verläuft diagonal von rechts oben vorne nach links unten hinten.

❏ C) Sie verläuft diagonal von links oben vorne nach rechts unten hinten.

❏ D) Sie verläuft diagonal von rechts unten hinten nach links oben vorne.

❏ E) Sie verläuft diagonal von links oben hinten nach rechts unten vorne.

**3.** **Welche der folgenden Aussagen zum Herzaufbau treffen zu?**

1. Das Herz besteht aus vier Schichten.
2. Die Herzklappen besitzen eigene Gefäße.
3. Das Herz befindet sich in einem zweiwandigen Beutel.
4. Im Myokard (Herzmuskel) befindet sich das Reizleitungssystem des Herzens.
5. Der Herzbeutel ist mit dem Zwerchfell verwachsen.

❏ A) Nur die Aussagen 1, 2, 3 und 4 sind richtig.

❏ B) Nur die Aussagen 2, 3 und 4 sind richtig.

❏ C) Nur die Aussagen 3 und 5 sind richtig.

❏ D) Nur die Aussagen 3, 4 und 5 sind richtig.

❏ E) Alle Aussagen sind richtig.

**2.** **Antwort und Kommentar**

Die Lösung **A** ist richtig.

- Als **Herzachse** wird die Verbindungslinie zwischen der Herzbasis und der Herzspitze bezeichnet.
- Die Herzachse verläuft von rechts oben hinten nach links unten vorne.
- Die **Herzspitze** kann als Herzspitzenstoß direkt an der Brustwand im fünften Interkostalraum innerhalb der Medioklavikularlinie gefühlt (palpiert) werden.
- Die **Herzbasis** bezeichnet den oberen Teil des Herzens, an dem die Aorta und der Truncus pulmonalis heraustreten und die obere Hohlvene (Vena cava superior) sowie die Pulmonalvenen eintreten.

**3.** **Antwort und Kommentar**

Die Lösung **D** ist richtig.

Das Herz besteht aus drei Schichten:

- **Endokard**: Es besteht aus einem einschichtigen Plattenepithel mit ein wenig Bindegewebszellen. Es kleidet die Herzkammern und -vorhöfe aus und formt auch die vier Herzklappen. Die Ernährung erfolgt per Diffusion durch das vorbeiströmende Blut.
- **Myokard**: Es stellt eine Besonderheit des Muskelgewebes dar, da es die Eigenschaften von glatter und quergestreifter Muskulatur vereinigt. Es schlägt unermüdlich und kann auf Leistungsanforderungen mit Mehrarbeit reagieren. Im Herzmuskel befindet sich das autonome Reizleitungssystem, welches in der Lage ist, den Herzmuskel selbstständig zu erregen und die Herzkranzgefäße, die den Herzmuskel versorgen.
- **Perikard**: Ein aus zwei Blättern bestehender Beutel, welcher das Herz umschließt und so eine Überdehnung verhindert. Im Zwischenraum befindet sich Gleitflüssigkeit, die von dem inneren Blatt, dem Epikard produziert wird. Der Herzbeutel ist an der Herzspitze mit dem Zwerchfell verwachsen, sodass das Herz den Bewegungen des Zwerchfells folgen muss.

**4.** **Welche der folgenden Aussagen über Herzklappen sind richtig?**

1. Die Pulmonalklappe ist eine Taschenklappe.
2. Die Pulmonalklappe ist eine Segelklappe.
3. Die Aortenklappe ist eine Taschenklappe.
4. Die Mitralklappe ist eine Segelklappe.
5. Die Mitralklappe ist eine Taschenklappe.

❏ A) Nur die Aussagen 1, 3 und 4 sind richtig.
❏ B) Nur die Aussagen 1 und 4 sind richtig.
❏ C) Nur die Aussagen 1, 3 und 5 sind richtig.
❏ D) Nur die Aussagen 2, 3 und 5 sind richtig.
❏ E) Nur die Aussagen 2 und 4 sind richtig.

**4.** **Antwort und Kommentar**

Die Lösung **A** ist richtig.

Die Herzklappen bewirken als **Einwegventile**, dass das Blut immer nur in einer Richtung fließen kann. Folgende vier Herzklappen werden unterschieden:

Die **Taschenklappen** befinden sich jeweils zwischen den Herzkammern und den dahinterliegenden Gefäßen und werden auch als Semilunarklappen bezeichnet, weil sie aus drei halbmondförmigen Taschen bestehen. Im rechten Herz wird die Taschenklappe als **Pulmonalklappe** bezeichnet, weil sie die rechte Kammer von der Pulmonalarterie (Truncus pulmonalis) abgrenzt. Im linken Herz wird sie als **Aortenklappe** bezeichnet, weil sie die linke Kammer von der Aorta abgrenzt.

Die **Segelklappen** befinden sich jeweils zwischen den Vorhöfen und den Kammern und werden deshalb auch als Atrioventrikularklappen bezeichnet (Atrium = Vorhof, Ventrikel = Kammer). Im rechten Herz wird die Segelklappe als **Trikuspidalklappe** bezeichnet, weil sie drei Segel besitzt (dreizipflige Segelklappe).
Im linken Herz wird sie als **Mitralklappe** bezeichnet, weil sie (zweizipflige Segelklappe) einer Bischofsmütze ähneln soll.

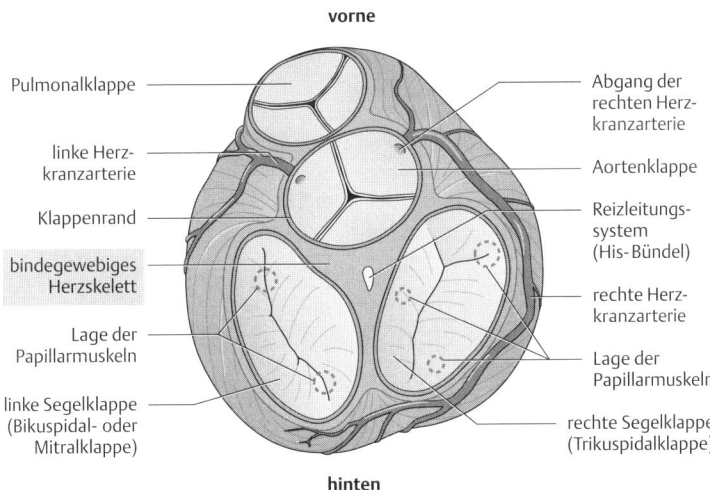

Abb. 2 Aufsicht auf die Klappenebene (Ventilebene) des Herzens nach Wegnahme der Vorhöfe.

**5.** **Welche der folgenden Aussagen zu den Arbeitsphasen des Herzens sind richtig?**

1. In der Anspannungsphase sind die Taschenklappen geöffnet.
2. In der Austreibungsphase sind die Segelklappen geschlossen.
3. In der Erschlaffungsphase sind die Segelklappen und die Taschenklappen geschlossen.
4. In der Anspannungsphase sind alle Herzklappen geschlossen.
5. In der Füllungsphase sind die Taschenklappen geschlossen.

❑ A) Nur die Aussagen 1, 2, 3 und 5 sind richtig.
❑ B) Nur die Aussagen 1, 3 und 5 sind richtig.
❑ C) Nur die Aussagen 2, 3, 4 und 5 sind richtig.
❑ D) Nur die Aussagen 2 und 4 sind richtig.
❑ E) Nur die Aussagen 3 und 5 sind richtig.

**6.** **Welche der folgenden Aussagen zur Aortenklappe sind richtig?**

1. Die Aortenklappe besteht aus halbmondförmigen Klappen.
2. Die Aortenklappe ist eine dreizipflige Segelklappe.
3. Die Aortenklappe ist in der Austreibungsphase offen.
4. Die Aortenklappe ist in der Diastole geschlossen.
5. Die Aortenklappe ist eine Atrioventrikularklappe.

❑ A) Nur die Aussagen 1, 4 und 5 sind richtig.
❑ B) Nur die Aussagen 1, 3 und 4 sind richtig.
❑ C) Nur die Aussagen 2, 3 und 5 sind richtig.
❑ D) Nur die Aussagen 2, 3, 4 und 5 sind richtig.
❑ E) Nur die Aussagen 1, 3 und 5 sind richtig.

**5.** **Antwort und Kommentar**

Die Lösung **C** ist richtig.

Die Herztätigkeit kann in zwei wesentliche Arbeitsphasen unterteilt werden:

- Die **Kammersystole** beginnt mit der **Anspannungsphase**, in der sich das Myokard anspannt und Druck auf die in der Kammer befindliche Blutmenge ausübt und somit die Segelklappen schließt, aber noch nicht die Taschenklappen öffnet. In dieser 0,05–0,1 Sekunden dauernden Phase sind alle Herzklappen geschlossen. Danach erfolgt die **Austreibungsphase**. Der Druck der Herzkammermuskulatur auf die Blutmenge erhöht sich, und die Taschenklappen werden geöffnet. Das Blut wird in die Aorta bzw. den Truncus pulmonalis ausgetrieben. Die Dauer der Austreibungsphase beträgt in etwa 0,2–0,3 Sekunden.
- Die **Kammerdiastole** beginnt mit der **Erschlaffungsphase**, in der alle Klappen geschlossen sind. Diese wird eingeleitet, wenn die Kontraktionskraft der Kammermuskulatur nachlässt und das zurückströmende Blut die Taschenklappen schließt. Die Erschlaffungsphase dauert 0,4–0,5 Sekunden. In der **Füllungsphase** öffnen sich infolge des Vorhofdrucks die Segelklappen, und das Blut strömt in die Kammern ein.

**6.** **Antwort und Kommentar**

Die Lösung **B** ist richtig.

Die Aortenklappe befindet sich zwischen linker Kammer und Aorta. Sie ist eine Taschenklappe und besteht aus drei halbmondförmigen Klappen. Sie wird in der Austreibungsphase (Systole) der linken Kammer geöffnet und schließt zu Beginn der Erschlaffungsphase (Diastole).

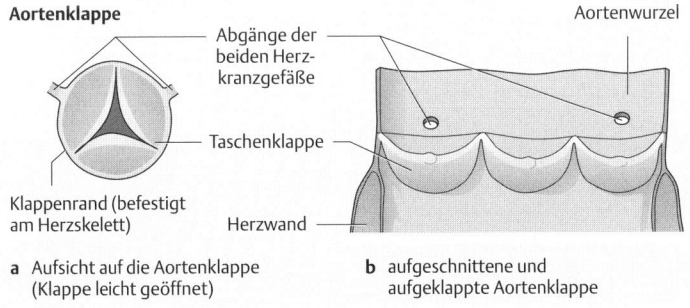

Abb. 3 Schematische Darstellung der Aortenklappe.

**7.** **Welche der folgenden Aussagen zur Mitralklappe sind richtig?**

1. Die Mitralklappe ist eine Segelklappe.
2. Die Mitralklappe ist eine zweizipflige Klappe.
3. Die Mitralklappe befindet sich zwischen rechtem Vorhof und rechter Kammer.
4. Die Mitralklappe ist in der Diastole geschlossen.
5. Die Mitralklappe ist in der Systole geschlossen.

❏ A) Nur die Aussagen 1, 2 und 4 sind richtig.
❏ B) Nur die Aussagen 1, 2 und 5 sind richtig.
❏ C) Nur die Aussagen 1, 2, 3 und 5 sind richtig.
❏ D) Nur die Aussagen 2 und 4 sind richtig.
❏ E) Nur die Aussagen 1, 3 und 4 sind richtig.

**8.** **Welche der folgenden Aussagen zur Pulmonalklappe sind richtig?**

1. Die Pulmonalklappe ist in der Anspannungsphase geöffnet.
2. Die Pulmonalklappe ist in der Diastole geschlossen.
3. Die Pulmonalklappe ist eine Taschenklappe.
4. Die Pulmonalklappe liegt zwischen rechter Kammer und der dahinterliegenden Aorta.
5. Die Pulmonalklappe wird vom vorbeiströmenden Blut ernährt.

❏ A) Nur die Aussagen 1, 2, 3 und 5 sind richtig.
❏ B) Nur die Aussagen 1, 2 und 4 sind richtig.
❏ C) Nur die Aussagen 2, 3 und 5 sind richtig.
❏ D) Nur die Aussagen 3, 4 und 5 sind richtig.
❏ E) Alle Aussagen sind richtig.

**7.** **Antwort und Kommentar**

Die Lösung **B** ist richtig.

Die Mitralklappe befindet sich zwischen linkem Vorhof und linker Kammer. Sie ist eine zweizipflige Segelklappe. Segelklappen liegen immer zwischen den Vorhöfen und den Kammern, deshalb werden sie auch als Atrioventrikularklappen (Atrium = Vorhof, Ventrikel = Kammer) bezeichnet. Die Mitralklappe öffnet sich in der Diastole am Anfang der Füllungsphase und schließt wieder in der Anspannungsphase der Systole.

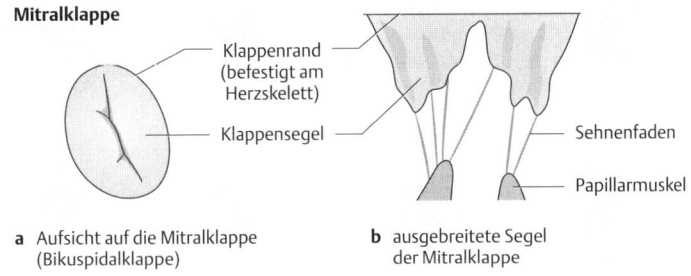

a Aufsicht auf die Mitralklappe (Bikuspidalklappe)

b ausgebreitete Segel der Mitralklappe

Abb. 4   Schematische Darstellung der Mitralklappe.

**8.** **Antwort und Kommentar**

Die Lösung **C** ist richtig.

Die Pulmonalklappe befindet sich zwischen der rechten Kammer und dem Truncus pulmonalis, dem kleinen Gefäßstück, aus welchem die linke und rechte Pulmonalarterie hervorgehen, die das noch venöse Blut zur Lunge transportieren. Die Pulmonalklappe ist eine Taschenklappe. Sie wird in der Austreibungsphase (Systole) der linken Kammer geöffnet und schließt zu Beginn der Erschlaffungsphase (Diastole).

In der Anspannungs- und Erschlaffungsphase sind alle Klappen gleichzeitig geschlossen.

Die Herzklappen werden aus dem vorbeiströmenden Blut per Diffusion ernährt.

**9.** **Welche der folgenden Aussagen zur Trikuspidalklappe sind richtig?**

1. Die Trikuspidalklappe ist eine dreizipflige Taschenklappe.
2. Die Trikuspidalklappe ist während der Füllungsphase geöffnet.
3. Die Trikuspidalklappe befindet sich zwischen rechtem Vorhof und rechter Kammer.
4. Die Trikuspidalklappe ist während der Anspannungsphase geschlossen.
5. Die Trikuspidalklappe ist eine Atrioventrikularklappe.

❑ A) Nur die Aussagen 1, 2 und 3 sind richtig.
❑ B) Nur die Aussagen 1, 2, 3 und 5 sind richtig.
❑ C) Nur die Aussagen 2, 3, 4 und 5 sind richtig.
❑ D) Nur die Aussagen 1, 4 und 5 sind richtig.
❑ E) Alle Aussagen sind richtig.

**10.** **Welche der folgenden Anordnungen entspricht dem richtigen Blutfluss des Herzens und des Lungenkreislaufs?**

❑ A) rechter Vorhof → Pulmonalklappe → Lungenvenen → Lunge → linke Kammer → Aortenklappe
❑ B) Trikuspidalklappe → rechte Kammer → Lungenarterien → Aortenklappe → Mitralklappe
❑ C) Pulmonalklappe → rechte Kammer → Lunge → Mitralklappe → linke Kammer → Aortenklappe
❑ D) Pulmonalvenen → Lunge → Pulmonalarterien → linker Vorhof → linke Kammer → Aortenklappe
❑ E) rechte Kammer → Pulmonalklappe → Lunge → Lungenvenen → linke Kammer → Aorta

**9.** **Antwort und Kommentar**

→ Die Lösung **C** ist richtig.

Die Trikuspidalklappe befindet sich zwischen rechtem Vorhof und rechter Kammer. Sie ist eine aus drei Zipfeln bestehende Segelklappe und wird auch als Atrioventrikularklappe bezeichnet. Die Trikuspidalklappe ist während der Diastole in der Füllungsphase geöffnet, damit Blut vom rechten Vorhof in die Kammer gelangen kann. Sie schließt in der Anspannungsphase der Systole.

**10.** **Antwort und Kommentar**

→ Die Lösung **E** ist richtig.

Weg des Blutes von den Hohlvenen zur Aorta:

- Das Blut fließt aus der unteren und oberen Hohlvene (Vena cava inferior et superior) in den rechten Herzvorhof. Dort gelangt es während der Diastole (Füllungsphase) durch die Trikuspidalklappe in die rechte Herzkammer.
- Während der Austreibungsphase der rechten Kammer gelangt das Blut durch die Pulmonalklappe in den Lungenkreislauf.
- Der Truncus pulmonalis nimmt das Blut von der rechten Kammer auf und gibt es in die rechte und linke Lungenarterie ab (Aa. pulmonales), die zu den Lungenkapillaren führen. Das Blut nimmt dort Sauerstoff auf und fließt über die Lungenvenen zum linken Herz.
- Während der Diastole fließt das Blut durch die Mitralklappe in die linke Kammer.
- Während der Systole wird das Blut durch die Aortenklappe in die Aorta und in den Körperkreislauf gebracht.

Kurzversion: Hohlvene (Vena cava) → rechter Vorhof → Trikuspidalklappe → rechte Kammer → Pulmonalklappe → Truncus pulmonalis → Lungenarterien → Lunge → Lungenvenen → linker Vorhof → Mitralklappe → linke Kammer → Aortenklappe → Aorta.

**11.** **Welche der folgenden Aussagen zu den Herzkranzgefäßen sind richtig?**

1. Die Koronarien (Koronararterien) werden in der Diastole durchblutet.
2. Die Koronarien versorgen den Herzmuskel und den Herzbeutel.
3. Die Koronarien entspringen aus der linken Kammer.
4. Die Koronarien geben ihr venöses Blut über die Koronarvenen in den rechten Vorhof ab.
5. Die Koronarien versorgen die Herzklappen.

❑ A) Nur die Aussagen 1, 2, 3 und 4 sind richtig.
❑ B) Nur die Aussagen 1, 2 und 4 sind richtig.
❑ C) Nur die Aussagen 2, 4 und 5 sind richtig.
❑ D) Nur die Aussagen 1 und 3 sind richtig.
❑ E) Alle Aussagen sind richtig.

**11.** **Antwort und Kommentar**

Die Lösung **B** ist richtig.

Die Koronarien sind die Herzkranzarterien. Sie gehen als rechte und linke Koronararterie von der Aorta direkt hinter der Aortenklappe ab und versorgen den Herzmuskel und den Herzbeutel mit arteriellem Blut. Die Koronarien werden in der Diastole durchblutet, weil erstens die Abgänge direkt hinter den sich öffnenden Taschen der Aortenklappe liegen und zweitens durch die Kammerkontraktion Druck auf die Koronargefäße ausgeübt wird. Der venöse Abfluss der Herzkranzgefäße erfolgt in den rechten Vorhof.

**12.** **Welche der folgenden Aussagen zum Reizleitungssystem des Herzens sind richtig?**

1. Der Sinusknoten ist der physiologische Schrittmacher des Herzens.
2. Der Sinusknoten befindet sich in der Wand des rechten Vorhofs zwischen unterer und oberer Hohlvene.
3. Der AV-Knoten (Atrioventrikularknoten) befindet sich zwischen den Vorhöfen und den Kammern.
4. Abfolge der Herzreizleitung: Sinusknoten → AV-Knoten → His-Bündel → Tawara-Schenkel → Purkinje-Fasern
5. Abfolge der Herzreizleitung: Sinusknoten → His-Bündel → AV-Knoten → Tawara-Schenkel → Purkinje-Fasern

❏ A) Nur die Aussagen 1, 2, 3 und 4 sind richtig.
❏ B) Nur die Aussagen 1, 2, 3 und 5 sind richtig.
❏ C) Nur die Aussagen 1, 2 und 3 sind richtig.
❏ D) Nur die Aussagen 1 und 4 sind richtig.
❏ E) Nur die Aussagen 2, 3 und 5 sind richtig.

**12.** **Antwort und Kommentar**

➔ Die Lösung **A** ist richtig.

Das Herz besitzt ein autonomes Erregungsleitungssystem. Es gibt selbst den Takt vor und leitet den Erregungsimpuls zu den Herzmuskelzellen. Folgende Strukturen werden beim autonomen Reizleitungssystem unterschieden:

- Sinusknoten
- AV-Knoten (auch als Aschoff-Tawara-Knoten bezeichnet)
- His-Bündel
- Tawara-Schenkel
- Purkinje-Fasern

Der **Sinusknoten** (Taktfrequenz 60–80) ist der physiologische Schrittmacher des Herzens. Er schlägt auch ohne die Steuerung des Zentralnervensystems durch Parasympathikus und Sympathikus. Er hat seinen Sitz in der rechten Vorhofwand und leitet das Aktionspotenzial über die Vorhofwand zum **AV-Knoten**. Letzterer wird als **Atrioventrikularknoten** bezeichnet, weil er sich in der Wand zwischen den Vorhöfen und den Kammern befindet. Sollte der Sinusknoten in seiner Funktion als Taktgeber ausfallen, z. B. beim Vorhofflimmern, kann der AV-Knoten (Taktfrequenz 40–60) als sekundäres Erregungsbildungszentrum die Taktfrequenz übernehmen. Alle in der Kette der Erregungsleitung liegenden Strukturen sind in der Lage, eine eigene Taktfrequenz zu erzeugen, allerdings liegt sie immer niedriger, als die vorherige Struktur.

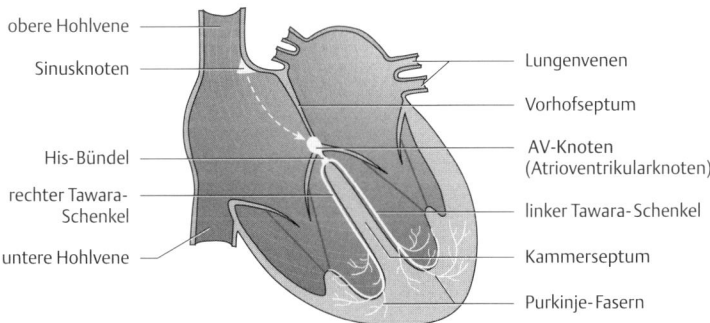

Abb. 5   Reizleitungssystem des Herzens.

**13.** **Welche der folgenden Aussagen zur Leistung des Herzens sind richtig?**

1. Das Herzschlagvolumen beträgt beim Erwachsenen in Ruhe ca. 70 ml.
2. Das Herzminutenvolumen beträgt in Ruhe etwa 8 Liter.
3. Die Herzleistung ist von Nerven abhängig (nervale Steuerung).
4. Die Herzfrequenz eines Neugeborenen beträgt etwa 80–100 Schläge.
5. Die Herzfrequenz bei Sportlern ist in Ruhe erhöht.

❏ A) Nur die Aussagen 1, 2 und 3 sind richtig.
❏ B) Nur die Aussagen 1, 3 und 5 sind richtig.
❏ C) Nur die Aussagen 1 und 3 sind richtig.
❏ D) Nur die Aussagen 2 und 4 sind richtig.
❏ E) Alle Aussagen sind richtig.

### 13. Antwort und Kommentar

Die Lösung **C** ist richtig.

Das **Herzschlagvolumen** ist das Volumen, welches pro Herzmuskelkontraktion in die Gefäße ausgetrieben wird. Es beträgt beim Erwachsenen in Ruhe ca. 70 ml.

Das **Herzminutenvolumen** berechnet sich, indem man die Herzfrequenz mit dem Herzschlagvolumen multipliziert. Bei einem Herzschlag von 70 in der Minute sind das 4,9 Liter. Man kann also sagen, dass das Herz in Ruhe das gesamte Blutvolumen pro Minute einmal durch den Körperkreislauf transportiert.

Die **Herzfrequenz** ist je nach Alter sehr unterschiedlich. Das Herz eines Neugeborenen ist sehr klein und wenig kraftvoll. Plötzlich in die Schwerkraft gebracht, kann das Herz dies nur durch eine hohe Schlagfrequenz kompensieren, 140–160 Schläge pro Minute. Säuglinge zeigen eine Frequenz von 120–140 Schlägen. Je älter das Kind wird, desto kräftiger wird das Herz, und die Schlagfrequenz nimmt allmählich ab. Kleinkinder haben einen Puls von 100–120, Kinder und Jugendliche von 80–100 und Erwachsene von 60–80. Sportler haben durch das Leistungstraining ein großes Herz, sodass die Herzfrequenz nur 40–60 beträgt.

Die jeweilige **Herzleistung** bezieht sich in der Regel auf den jeweiligen Sauerstoffbedarf. Dabei wird das Herz über den Hypothalamus durch Nerven (Parasympathikus und Sympathikus) und Hormone (z. B. Adrenalin, Schilddrüsenhormone) gesteuert.

**14.** **Welche der folgenden Aussagen zum Blutdruck sind richtig?**

1. Der systolische Blutdruck in der rechten und der linken Herzkammer ist gleich.
2. Der arterielle Blutdruck im Körperkreislauf entspricht dem Blutdruck im Lungenkreislauf.
3. Der diastolische Blutdruck in den Gefäßen ist abhängig vom Gesamtblutvolumen.
4. Der systolische Blutdruck bei Kindern (bis 10 Jahren) beträgt unter 100 mmHg.
5. Der systolische Blutdruck im Körperkreislauf wird von der Kontraktionskraft der rechten Herzkammer beeinflusst.

❏ A) Nur die Aussagen 1, 2, 3 und 4 sind richtig.
❏ B) Nur die Aussagen 1, 2 und 5 sind richtig.
❏ C) Nur die Aussagen 2 und 3 sind richtig.
❏ D) Nur die Aussagen 3 und 4 sind richtig.
❏ E) Alle Aussagen sind richtig.

## 14. Antwort und Kommentar

Die Lösung **D** ist richtig.

Der **systolische Blutdruck**, welcher bei der Blutdruckmessung bestimmt wird, ist der Druck, mit der die linke Herzkammer das Blutvolumen in den Körperkreislauf pumpt.

Normalerweise beträgt der systolische Blutdruck zwischen 110 und 130 mmHg (wird gesprochen: „Millimeter auf der Quecksilbersäule"). Bei einem systolischen Druck unter 100 spricht man von Hypotonie und ab bzw. über 140 von Hypertonie.

Der **diastolische Blutdruck** ist der Druck des Blutvolumens auf die Gefäßwände bei Schluss der Aortenklappe. Diastolische Blutdrücke ab 90 gelten als Hypertonie.

Wenn vom systolischen und diastolischen Blutdruck gesprochen wird, ist in der Regel der Blutdruck in den Arterien des großen Kreislaufs gemeint. Dagegen sind die Blutdrücke in den anderen Abschnitten des Kreislaufs viel geringer. Der Blutdruck in der rechten Kammer beträgt ca. 25/5 mmHg, im linken Vorhof zeigt sich ein diastolischer Blutdruck von ca. 8 mmHg.

Die rechte Herzkammer hat die Aufgabe, das Blut in den Lungenkreislauf zu den beiden Lungenflügeln zu pumpen. Da die Lungenflügel sozusagen „um die Ecke" liegen, reicht dem rechten Herz ein systolischer Druck zwischen 20 und 30 mmHg völlig aus.

Der Blutdruck in den arteriellen Gefäßen des **Körperkreislaufs** ist abhängig von:

- der Kontraktionskraft der linken Kammermuskulatur
- dem peripheren Gefäßwiderstand (Arteriolen)
- der Menge des Gesamtblutvolumens
- der Viskosität des Blutes

Bei **Kindern** bis 10 Jahren zeigt sich ein systolischer Blutdruck von 90–100 mmHg und diastolisch von 60–70. Säuglinge präsentieren systolische Blutdrücke von 80–90 und diastolisch 60. Bei Neugeborenen ist ein systolischer Blutdruck zwischen 60 und 80 typisch, diastolisch ist der Druck meist nicht feststellbar.

**15.** **Welche der folgenden Aussagen zur Herzauskultation sind richtig?**

1. Herztöne und Herzgeräusche sind Synonyme.
2. Der erste Herzton entsteht infolge des Klappenschlusses der Taschenklappen.
3. Der zweite Herzton entsteht infolge der Anspannung der Kammermuskulatur.
4. Punctum maximum der Aortenklappe ist im 2. ICR parasternal links.
5. Punctum maximum der Pulmonalklappe ist im 2. ICR parasternal rechts.

❏ A) Nur die Aussagen 1, 4 und 5 sind richtig.
❏ B) Nur die Aussagen 2, 3, 4 und 5 sind richtig.
❏ C) Nur die Aussagen 2 und 3 sind richtig.
❏ D) Nur die Aussagen 4 und 5 sind richtig.
❏ E) Keine der Aussagen ist richtig.

### 15. Antwort und Kommentar

Die Lösung **E** ist richtig.

Bei der Auskultation des Herzens lassen sich physiologisch die **Herztöne** als akustisches Zeichen der Tätigkeit des Herzens feststellen:

- Der erste Herzton ist der dumpfe **Anspannungston** der Herzmuskulatur über die in den Kammern befindliche Blutmenge.
- Der zweite Herzton ist der etwas hellere und meist lauterer **Klappenschlusston** der Taschenklappen.

Als **Punctum maximum** einer Herzklappe wird jeweils der Punkt auf dem Brustkorb bezeichnet, an dem der Schall der Klappenöffnung oder des Klappenschlusses am besten wahrzunehmen ist. Er befindet sich in der Regel nicht dort, wo die Herzklappe wirklich liegt:

- Aortenklappe: Am besten abzuhorchen im 2. ICR parasternal auf der rechten Brusthälfte.
- Pulmonalklappe: Am besten abzuhorchen im 2. ICR parasternal auf der linken Brusthälfte.
- Trikuspidalklappe: Am besten abzuhorchen im 4. ICR parasternal auf der rechten Brusthälfte.
- Mitralklappe: Am besten abzuhorchen im 5. ICR medioklavikular auf der linke Brusthälfte in Höhe des Herzspitzenstoßes.

Der Erb-Punkt befindet sich im 3. ICR parasternal auf der linken Brusthälfte. Er wird als Auskultationspunkt für alle Herzgeräusche benutzt.

Merksatz zum Erlernen der Auskultationspunkte: „**A**nton **Pul**mann **tri**nkt **Mi**lch um **22:45** Uhr und **erb**richt um drei."

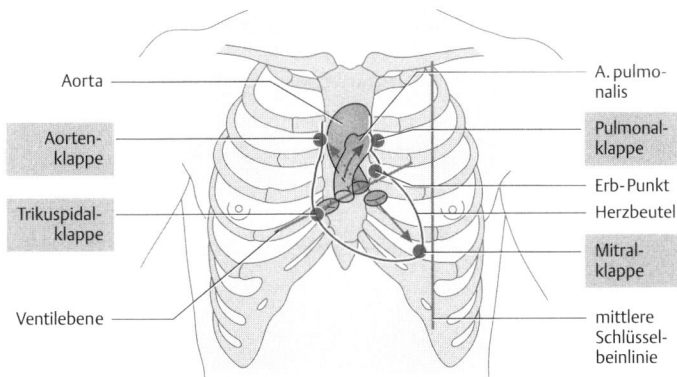

Abb. 6   Auskultationsstellen des Herzens.

**16.** Beim Ductus arteriosus Botalli handelt es sich um einen physiologischen Kurzschluss beim Ungeborenen zur Umgehung der noch nicht entfalteten Lunge. Welche der folgenden Aussage zur Lokalisation ist richtig?

❏ A) Es handelt es sich um eine Verbindung zwischen linkem Vorhof und Aortenbogen.

❏ B) Es handelt es sich um eine Verbindung zwischen rechtem Vorhof und Aortenbogen.

❏ C) Es handelt es sich um eine Verbindung zwischen rechtem und linkem Vorhof.

❏ D) Es handelt es sich um eine Verbindung zwischen Truncus pulmonalis und Aortenbogen.

❏ E) Es handelt es sich um eine Verbindung zwischen rechter Herzkammer und Aortenbogen.

**17.** Welche der folgenden Aussagen zum Truncus pulmonalis sind richtig? Wählen Sie zwei Antworten!

❏ A) Es handelt sich um ein Gefäßstück, welches das Blut von der linken Kammer in den Körperkreislauf führt.

❏ B) Es handelt sich um ein Gefäßstück, welches das Blut von der rechten Kammer in den Lungenkreislauf führt.

❏ C) Es handelt sich um ein Gefäßstück, welches von der Lunge zum linken Herz führt.

❏ D) Es handelt sich um eine Arterie.

❏ E) Es handelt sich um eine Vene.

**16.** **Antwort und Kommentar**

Die Lösung **D** ist richtig.

Das ungeborene Kind bekommt den Sauerstoff von der Mutter über die Nabelvene zur Leber. Die Lungenflügel sind noch nicht entfaltet, sodass das rechte Herz das Blut nicht zu 100 % zur Lunge pumpen muss. Aus diesem Grund existieren beim Ungeborenen zwei Kurzschlüsse (auch als Shunt bezeichnet), die das Blut an der Lunge vorbeileiten:

- Beim **Ductus arteriosus Botalli** handelt sich um einen kleinen Gefäßtrunk, welcher den Truncus pulmonalis mit dem Aortenbogen verbindet. So pumpt das rechte Herz einen Teil des Blutes direkt in die Aorta. In der Regel kollabiert der Ductus Botalli nach der Geburt innerhalb des ersten Tages infolge der einsetzenden Atemtätigkeit. Geschieht dies nicht, so spricht man vom offenen Ductus Botalli, einem angeborenen Herzfehler.
- Das **Foramen ovale** bezeichnet eine Öffnung in der Vorhofscheidewand. Infolgedessen fließt ein Teil des Blutes vom rechten Vorhof direkt in den linken Vorhof und umgeht somit den Lungenkreislauf. Schließt sich diese Öffnung nach der Geburt nicht, spricht man von einem angeborenen Vorhofseptumdefekt.

**17.** **Antwort und Kommentar**

Die Lösungen **B** und **D** sind richtig.

Die großen Gefäße des Herz-Kreislauf-Systems müssen Sie auch mit lateinischen Namen wissen. Von den Gefäßtrunken gibt es drei, die Sie wissen müssen:

- Der **Truncus pulmonalis** ist ein kleines Gefäßstück, das das Blut von der rechten Herzkammer in den Lungenkreislauf führt.
- Der **Truncus brachiocephalicus** ist der erste Abgang im Aortenbogen.
- Der **Truncus coeliacus** ist der erste Abgang nach dem Durchtritt der Aorta durch das Zwerchfell.

Die Definitionen von Arterien und Venen sind ganz einfach:

- Eine **Arterie** ist immer ein Gefäß, welches das Blut vom Herz wegleitet. Der Truncus pulmonalis leitet das Blut vom rechten Herz weg, also wird er zu den Arterien gezählt.
- Eine **Vene** ist immer ein Gefäß, welches das Blut zum Herz hinleitet.

**18.** **Welche der folgenden Aussagen über Arterien sind richtig?**

1. Arterien führen immer sauerstoffreiches Blut.
2. Arterien sind immer Hochdruckgefäße.
3. Arterien im großen Kreislauf führen arterielles Blut.
4. Arterien im kleinen Kreislauf führen arterielles Blut.
5. Arterien können auch venöses Blut transportieren.

❏ A) Nur die Aussagen 1, 3 und 5 sind richtig.
❏ B) Nur die Aussagen 1, 2 und 3 sind richtig.
❏ C) Nur die Aussagen 2, 3 und 5 sind richtig.
❏ D) Nur die Aussagen 3 und 5 sind richtig.
❏ E) Nur die Aussagen 2 und 4 sind richtig.

**18.** **Antwort und Kommentar**

Die Lösung **D** ist richtig.

Bitte vergessen Sie nicht die Definition der Arterien: **Arterien sind Gefäße, die vom Herz wegführen!**

Da wir im Körper zwei Kreisläufe unterscheiden, sind die Arterien in den jeweiligen Kreisläufen unterschiedlich aufgebaut.

- Im kleinen Kreislauf bzw. dem **Lungenkreislauf** verlaufen die Arterien vom rechten Herz zur Lunge und führen noch venöses Blut. Sie nehmen das Blut von der rechten Herzkammer mit einem Druck von ca. 25 mmHg auf und sind deshalb nicht als Hochdruckgefäße gebaut.
- Im großen Kreislauf bzw. dem **Körperkreislauf** verlaufen die Arterien vom linken Herz zu den Körperzellen und führen arterielles, bzw. mit Sauerstoff angereichertes Blut. Nur in diesem Kreislauf sind die Arterien Hochdruckgefäße, da sie das Blut des linken Ventrikels mit der systolischen Kraft von ca. 120 mmHg aufnehmen.

Bitte merken: Im Körperkreislauf (großer Kreislauf) führen Arterien arterielles (= sauerstoffreiches) und Venen venöses (= sauerstoffarmes) Blut. Im Lungenkreislauf (kleiner Kreislauf) führen Arterien venöses, Venen arterielles Blut.

**19.** **Welche der folgenden Aussagen über Arterien sind richtig?**

1. Arterien im großen Kreislauf werden unterteilt in Arterien vom „elastischen Typ" und in Arterien vom „muskulären Typ".
2. Arterien haben einen dreischichtigen Wandaufbau.
3. In den Arterien des großen Kreislaufs ist immer weniger Blut vorhanden als in den Venen des großen Kreislaufs.
4. In den Arterien des großen Kreislaufs fließt das Blut immer schneller als in den Venen des großen Kreislaufs.
5. Kleine Arterien werden als Arteriolen bezeichnet.

❏ A) Nur die Aussagen 1, 2 und 5 sind richtig.
❏ B) Nur die Aussagen 1 und 2 sind richtig.
❏ C) Nur die Aussagen 1, 2, 4 und 5 sind richtig.
❏ D) Nur die Aussagen 2, 3 und 5 sind richtig.
❏ E) Alle Aussagen sind richtig.

**19.** **Antwort und Kommentar**

→ Die Lösung **E** ist richtig.

Wenn in den Lehrbüchern von Arterien gesprochen wird, sind in der Regel die Arterien des großen Kreislaufs gemeint. Diese haben wie die Gefäße des Niederdrucksystems auch einen dreischichtigen Wandaufbau:

- Die **Intima**, bestehend aus einschichtigem Plattenepithel, sorgt mit ihrer glatten Struktur dafür, dass das Anheften von Blutzellen an die Gefäßwand und somit das Entstehen von Thromben verhindert wird.
- Der Aufbau der **Media** bestimmt die Qualität des Gefäßes. Sie besteht aus glatter Muskulatur und Bindegewebe mit elastischen und kollagenen Fasern.
- Die **Adventitia** grenzt das Gefäß zu den umliegenden anatomischen Strukturen ab.

Die Arterien des Hochdrucksystems werden generell in zwei Typen unterschieden:

- Die Arterien vom „**elastischen Typ**" dienen der sogenannten **Windkesselfunktion** (Windkesselarterien). Es handelt sich v. a. um die Aorta und die großen Arterien, welche einen großen Anteil von elastischen Fasern in der Media aufweisen und so dafür sorgen, dass das von der linken Herzkammer ausgeworfene Blut als Reservoir aufgefangen wird und kontinuierlich an die Peripherie als pulsierende Welle weitergegeben wird.
- Arterien vom „**muskulären Typ**" dienen der Widerstandsregelung. Es sind vor allem die herzfernen, kleinen Arterien (Arteriolen) gemeint. Durch Tonuserhöhung ihrer Muskulatur können sie den Blutdruck erhöhen und durch Tonuserschlaffung sorgen sie für eine erhöhte Durchblutung des betroffenen Gebiets.

Die Blutmenge in den Hochdruckgefäßen (ca. 25 %) ist infolge des schnelleren Blutflusses wesentlich geringer als in den Niederdruckgefäßen (ca. 75 %).

**20.** **Welche der folgenden Aussagen über Venen sind richtig?**

1. Venen im Lungenkreislauf führen arterielles Blut.
2. Venen sind immer Niederdruckgefäße.
3. Venen enthalten mehr Blutflüssigkeit als die gesamten Arterien.
4. Venen im großen Kreislauf führen venöses Blut.
5. Verbindungen zwischen Venen und Arterien ohne Zwischen-schaltung eines Kapillargebiets sind nicht möglich.

❑ A) Nur die Aussagen 1, 2, 4 und 5 sind richtig.
❑ B) Nur die Aussagen 2, 3 und 5 sind richtig.
❑ C) Nur die Aussagen 1, 3, 4 und 5 sind richtig.
❑ D) Nur die Aussagen 3 und 4 sind richtig.
❑ E) Nur die Aussagen 1, 2, 3 und 4 sind richtig.

## 20. Antwort und Kommentar

Die Lösung **E** ist richtig.

Bitte vergessen Sie nicht die Definition der Venen: **Venen sind Gefäße, die zum Herz hinführen!**

Die Venen haben wie die Arterien des Körperkreislaufs auch einen dreischichtigen Wandaufbau, indes ist die Begrenzung der einzelnen Schichten undeutlich:

- Die **Intima** der Venen bildet durch Ausstülpungen Venenklappen, die ein Zurückfließen des Blutes verhindern. Schließen diese Klappen nicht mehr richtig, spricht man von einer Veneninsuffizienz.
- Die **Media** ist viel dünner als die Media der Arterien im Hochdrucksystem und kann sich so viel mehr dehnen, um eine größere Menge von Blutflüssigkeit aufzunehmen. Ungefähr 75 % des Blutvolumens finden sich in den Venen.
- Die **Adventitia** ist dicker als die der Arterien des Hochdrucksystems und besitzt mehr elastische Fasern.

Venen sind immer **Niederdruckgefäße**, man bezeichnet sie auch als Kapazitätsgefäße. Da für den venösen Rückfluss zum rechten Herz keine treibende Kraft – wie im arteriellen System des Körperkreislaufs das linke Herz – vorhanden ist, benötigt das Blut ein längeres Zeitintervall um zum Herz zurückzukehren.

Im großen Kreislauf führen Venen venöses und Arterien arterielles Blut, im kleinen Kreislauf ist das genau umgekehrt: Venen führen arterielles Blut (sie verlaufen von der Lunge zum linken Herzen) und Arterien venöses (sie verlaufen vom rechten Herz zur Lunge).

Normalerweise leiten Venen das Blut aus den Kapillargebieten zum Herz. Es gibt jedoch auch Kurzschlussverbindungen zwischen Venen und Arterien, sogenannte arteriovenöse Anastomosen, die der Steuerung der Durchblutung dienen.

**21.** **Welche Einflüsse existieren, um den venösen Rückfluss des Blutes zum rechten Herz zu ermöglichen?**

1. arterielle Pumpe
2. venöse Pumpe
3. Sogkraft durch Unterdruck im Brustraum
4. oberflächliches und tiefes Beinvenensystem
5. Muskelpumpe

❏ A) Nur die Aussagen 1, 2, 3 und 4 sind richtig.
❏ B) Nur die Aussagen 1, 3, 4 und 5 sind richtig.
❏ C) Nur die Aussagen 1 und 5 sind richtig.
❏ D) Nur die Aussagen 3 und 4 sind richtig.
❏ E) Alle Aussagen sind richtig.

**21.** **Antwort und Kommentar**

Die Lösung **B** ist richtig.

Das linke Herz pumpt das arterielle Blut mit hohem Druck zum Kapillargebiet. Der Rückfluss des venösen Blutes vom Kapillargebiet zum rechten Herz gestaltet sich wesentlich schwieriger, zumal in den unteren Extremitäten die Schwerkraft den Rückfluss behindert. Der „Trick", das Blut ohne Pumpe und teilweise entgegen der Schwerkraft zu bewegen, sind die Venenklappen. Sie verhindern den Rückfluss des Blutes. Als Pumpkraft dienen zwei Kräfte:

- Die um die tiefen Beinvenen liegenden Muskeln üben als **Muskelpumpe** bei der Kontraktion Druck auf die Venenwand aus. Die Blutflüssigkeit wird verdrängt und kann infolge der Venenklappen nur nach oben fließen.
- Die **arterielle Pumpe** sorgt vor allem im Stehen dafür, dass der venöse Rückstrom nicht versiegt. Die tiefen Venen liegen direkt in der Nachbarschaft der Arterien. Deren arterielle Pulsation übt Druck auf die Venenwand aus. So entsteht das gleiche Phänomen wie bei der Muskelpumpe.

In den großen Venen, den Beckenvenen (Vena iliaca) und der unteren Hohlvene (Vena cava inferior) wird die Fließrichtung des Blutes vom **Unterdruck im Brustraum** bestimmt.

In den unteren Extremitäten existiert ein oberflächliches (Vena saphena) und ein tiefes Venensystem. Somit wird der Druck der Wassersäule auf zwei Rohrsysteme verteilt und damit der Rückfluss erleichtert.

**22.** **Welche der folgenden anatomischen Strukturen werden zum Niederdrucksystem des Blutkreislaufs gezählt?**

1. Pfortader
2. Arteriae pulmonales
3. Venae pulmonales
4. Truncus brachiocephalicus
5. linker Vorhof

❑ A) Nur die Aussagen 1, 2, 3 und 5 sind richtig.
❑ B) Nur die Aussagen 1 und 3 sind richtig.
❑ C) Nur die Aussagen 1 und 2 sind richtig.
❑ D) Nur die Aussagen 2, 3 und 5 sind richtig.
❑ E) Alle Aussagen sind richtig.

**22.** **Antwort und Kommentar**

→ Die Lösung **A** ist richtig.

Das **Hochdrucksystem** sind die Gefäße, die den systolischen Druck der linken Herzkammer auffangen: Aorta, Arterien und Arteriolen des Körperkreislaufs. Die linke Herzkammer gehört streng genommen nur in der Systole zum Hochdrucksystem.

Alle anderen Gefäße, die nicht direkt den hohen systolischen Druck auffangen müssen, egal ob im großen oder kleinen Kreislauf oder im Pfortaderkreislauf, werden zum **Niederdrucksystem** gezählt:

- alle Venen im großen Kreislauf
- alle Gefäße (Arterien und Venen) im kleinen Kreislauf
- beide Vorhöfe
- rechte Kammer und linke Kammer in der Diastole
- die Gefäße des Pfortaderkreislaufs

Der Truncus brachiocephalicus ist der erste Abgang im Aortenbogen und gehört somit zum Hochdrucksystem.

**23.** **Welche der folgenden Arterien sind direkte Äste der Brustaorta?**

1. Truncus brachiocephalicus
2. Arteria renalis
3. Truncus coeliacus
4. Arteria subclavia sinistra
5. Arteria carotis communis sinistra

❑ A) Nur die Aussagen 1, 4 und 5 sind richtig.
❑ B) Nur die Aussagen 1, 3 und 4 sind richtig.
❑ C) Nur die Aussagen 1, 2 und 3 sind richtig.
❑ D) Nur die Aussagen 2, 3 und 5 sind richtig.
❑ E) Nur die Aussagen 3, 4 und 5 sind richtig.

**Antwort und Kommentar**

Die Lösung **A** ist richtig.

Als Heilpraktikeranwärter kann man von Ihnen verlangen, dass Sie die großen Gefäße des Körpers kennen, auch mit lateinischem Namen. Besonders in den mündlichen Prüfungen wird gerne nach den großen Abgängen von der Aorta gefragt.

Die Aorta lässt sich entsprechend der Körperhöhlen in zwei Bereiche unterteilen, die Brustaorta (Aorta thoracica) und die Bauchaorta (Aorta abdominalis).

Bei der Brustaorta unterscheidet man den aufsteigenden Teil (Aorta ascendens), den Aortenbogen (Arcus aortae) und den absteigenden Teil (Aorta descendens). Direkt nach der Aortenklappe gehen zwei Koronararterien ab, die den Herzmuskel versorgen.

Vom Aortenbogen gehen die drei großen Arterien ab, die Sie kennen müssen:

- Der erste große Gefäßabgang ist der **Truncus brachiocephalicus**. Er spaltet sich auf in die Arteria carotis communis dextra (die rechte gemeinsame Halsschlagader), die die rechte Kopfhälfte versorgt und die Arteria subclavia dextra (rechte Unterschlüsselbeinarterie), die über die Arteria axillaris und Arteria brachialis in den rechten Arm hineinläuft.
- Der zweite große Gefäßabgang ist die **Arteria carotis communis sinistra**, die nur die linke Kopfhälfte versorgt.
- Der dritte große Gefäßabgang ist die **Arteria subclavia sinistra**, die den linken Arm versorgt.

Im weiteren Abschnitt der absteigenden Aorta gehen die Interkostalarterien ab.

Arteria renalis und Truncus coeliacus sind Abgänge der Bauchaorta!

**24.** **Welche der folgenden Arterien sind direkte Äste der Bauchaorta?**

1. Truncus coeliacus
2. Arteria mesenterica superior
3. Arteria femoralis
4. Arteria renalis
5. Truncus pulmonalis

❑ A) Nur die Aussagen 1, 3 und 5 sind richtig.
❑ B) Nur die Aussagen 1, 2 und 4 sind richtig.
❑ C) Nur die Aussagen 1, 3 und 4 sind richtig.
❑ D) Nur die Aussagen 2, 4 und 5 sind richtig.
❑ E) Nur die Aussagen 2, 3 und 4 sind richtig.

**24. Antwort und Kommentar**

Die Lösung **B** ist richtig.

Ab Durchtritt der absteigenden Aorta durchs Zwerchfell wird sie als Aorta abdominalis (Bauchaorta) bezeichnet.

Von der Bauchaorta gehen folgende großen Gefäße ab:

- Der **Truncus coeliacus** teilt sich in drei Äste auf, die den Magen (Arteria gastrica), die Milz (Arteria lienalis), die Leber und die Bauchspeicheldrüse (Arteria hepatica communis) versorgen.
- Die **Obere Mesenterialschlagader** (Arteria mesenterica superior) versorgt den gesamten Dünndarm und einen Teil des Dickdarms (bis ungefähr Mitte des querliegenden Dickdarms) mit arteriellem Blut.
- Die **Arteriae renales** bringen ungefähr 20 % des Herzzeitvolumens zu den Nieren.
- Die **untere Mesenterialschlagader** (Arteria mesenterica inferior) versorgt den Rest des Dickdarms einschließlich des Rektums.

Die Arteria femoralis (Oberschenkelarterie) ist kein direkter Ast der Bauchaorta. Sie resultiert aus der Arteria iliaca externa (siehe auch S. 49).

**25.** **Welche der folgenden Anordnungen des Gefäßkreislaufs gibt die Fließrichtung des Blutes richtig wieder?**

- ❏ A) Aorta → Arteriolen → Kapillaren → Venen → Venolen → Vena cava → rechtes Herz
- ❏ B) linkes Herz → Brustaorta → Bauchaorta → Arteriolen → Arterien → venöser Kapillarschenkel → Venen → Vena cava
- ❏ C) Aortenbogen → Arterien → Arteriolen → venöser Kapillarschenkel → arterieller Kapillarschenkel → Venolen → Vena cava
- ❏ D) Aorta → Bauchaorta → Arteria femoralis → Arteriolen → Venolen → Venen → rechtes Herz
- ❏ E) Aortenbogen → Arteria iliaca → Arteriolen → Kapillaren → Vena cava → Vena iliaca → rechtes Herz

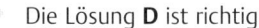

**25. Antwort und Kommentar**

Die Lösung **D** ist richtig.

In dieser Frage wurde im Wesentlichen der Ablauf der Gefäße vom linken Herz bis zum rechten Herz gefragt. Hier der korrekte und vollständige Gefäßablauf im Körperkreislauf: Linkes Herz → Aorta → Arterien → Arteriolen → arterieller Kapillarschenkel → venöser Kapillarschenkel → Venolen → Venen → Vena cava → rechtes Herz.

In den Kapillaren erfolgt der Stoffaustausch mit den Zellen. Dieses Gebiet wird in einen arteriellen und einen venösen Schenkel unterteilt. Im arteriellen Schenkel führt der effektive Filtrationsdruck zum Wassereinstrom in das Interstitium. Im venösen Schenkel ist der Druck im Gefäß so erniedrigt, dass der kolloidosmotische Druck (Anziehungskraft der Albumine an Wassermoleküle) im Gefäß zum Wassereinstrom führt.

Folgende Fehler waren in den weiteren Antworten enthalten:

- Aussage A: Venen vor Venolen
- Aussage B: Arteriolen vor Arterien
- Aussage C: Venöser Kapillarschenkel vor arteriellem Kapillarschenkel.
- Aussage E: Hohlvene vor Beckenschlagader (Arteria iliaca).

Ablauf der großen Gefäße mit Namen siehe S. 49.

**26.** **Welche der folgenden Organe geben ihr venöses Blut in den Pfortaderkreislauf ab?**

1. Nieren
2. Zwölffingerdarm
3. Milz
4. Dickdarm
5. Leber

❏ A) Nur die Aussagen 1, 2, 3 und 5 sind richtig.
❏ B) Nur die Aussagen 2, 3, 4 und 5 sind richtig.
❏ C) Nur die Aussagen 2, 3 und 4 sind richtig.
❏ D) Nur die Aussagen 2 und 3 sind richtig.
❏ E) Nur die Aussagen 2 und 5 sind richtig.

**26.** **Antwort und Kommentar**

Die Lösung **C** ist richtig.

Die Verdauungsorgane haben die Aufgabe, aus der zugeführten Nahrung bestimmte molekulare Bausteine (z. B. Aminosäuren und Monosaccharid) zu isolieren und sie dann in den Körper aufzunehmen. Daher ist es sinnvoll, die aufgenommenen Nahrungsbausteine direkt zur Leber zu führen, damit sie erstens diese sofort weiterverarbeiten und zweitens alle aus der Nahrung aufgenommenen Stoffe kontrollieren und körperfremde Stoffe abbauen kann. Das ist der Grund, warum alle Organe des Verdauungsapparates und zusätzlich die Milz ihr venöses Blut über einen selbstständigen Kreislauf, den **Pfortaderkreislauf**, abgeben.

Folgende Organe geben ihr venöses Blut in den Pfortaderkreislauf ab:

- Magen
- Dünndarm
- Dickdarm
- Bauchspeicheldrüse
- Milz

Die Leber bearbeitet die aus der Nahrung aufgenommenen Stoffe und gibt ihr venöses Blut über 3–5 Lebervenen in die untere Hohlvene ab.

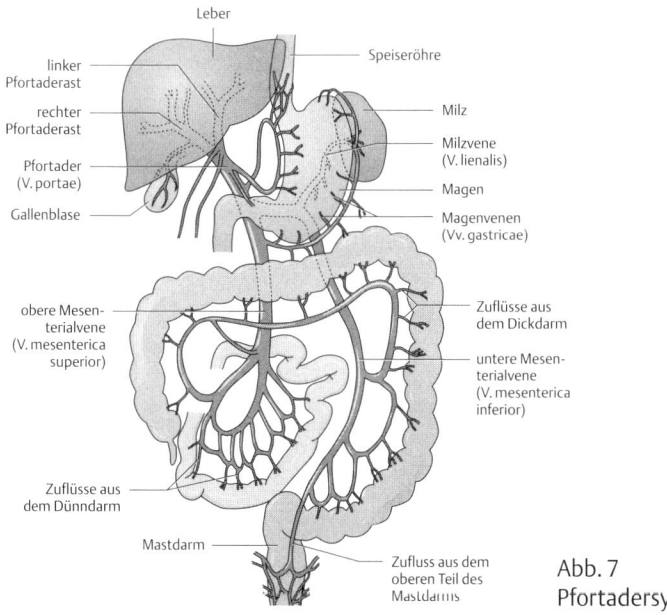

Abb. 7
Pfortadersystem

43

**27.** **Welche der folgenden Aussagen in Bezug auf den Truncus coeliacus sind richtig?**

1. Er gibt Blut in die Pfortader ab.
2. Er bringt das arterielle Blut zur Leber.
3. Er versorgt einen Teil der Verdauungsorgane.
4. Er versorgt den rechten Arm und die rechte Kopfseite.
5. Er geht als kleines Gefäßstück von der Bauchaorta ab.

❑ A) Nur die Aussagen 1, 3 und 5 sind richtig.
❑ B) Nur die Aussagen 1 und 3 sind richtig.
❑ C) Nur die Aussagen 2, 3 und 5 sind richtig.
❑ D) Nur die Aussage 4 ist richtig.
❑ E) Nur die Aussagen 3 und 5 sind richtig.

**28.** **Welche der folgenden Aussagen zum Truncus brachiocephalicus sind richtig?**

1. Er gehört zum kleinen Kreislauf.
2. Er führt arterielles Blut.
3. Er versorgt den rechten Arm und die rechte Kopfseite.
4. Er versorgt den linken Arm und die linke Kopfseite.
5. Er geht vom Aortenbogen ab.

❑ A) Nur die Aussage 1 ist richtig.
❑ B) Nur die Aussagen 2 und 5 sind richtig.
❑ C) Nur die Aussagen 2, 3 und 5 sind richtig.
❑ D) Nur die Aussagen 2, 4 und 5 sind richtig.
❑ E) Nur die Aussagen 2 und 3 sind richtig.

**27.** **Antwort und Kommentar**

Die Lösung **C** ist richtig.

Man kann von Ihnen als Heilpraktikeranwärter verlangen, dass Sie alle großen Abgänge der Aorta kennen.

Der Truncus coeliacus ist der erste Abgang der Aorta nach dem Durchtritt durchs Zwerchfell. Er befindet sich auf Höhe des zwölften Brustwirbels und teilt sich nach kurzer Strecke in drei Äste auf:

- **Arteria gastrica**, die zum Magen führt
- **Arteria lienalis**, die der Milz arterielles Blut liefert
- **Arteria hepatica communis**, die Leber und Bauchspeicheldrüse versorgt

**28.** **Antwort und Kommentar**

Die Lösung **C** ist richtig.

Der Truncus brachiocephalicus (Brachium = Arm; Cephalo- = Wortteil mit der Bedeutung Kopf) ist der erste Abgang im Aortenbogen und versorgt den rechten Arm und den rechten Kopf mit arteriellem Blut. Er ist ein kleiner Gefäßtrunk, der sich nach kurzer Strecke in zwei Arterien aufteilt:

- **Arteria carotis communis dextra** (rechte Halsschlagader). Sie teilt sich in eine innere Halsschlagader (Arteria carotis interna), die das Gehirn versorgt und eine äußere (Arteria carotis externa), die den Schädel und dessen äußere Teile versorgt.
- **Arteria subclavia dextra**. Sie wird im Bereich der Achselhöhle als Arteria axillaris bezeichnet, und dann im weiteren Verlauf als Arteria brachialis.

**29.** **Welche der folgenden Venen geben ihr Blut letztlich in die obere Hohlvene ab?**

1. Vena jugularis
2. Vena iliaca externa
3. Vena axillaris
4. Vena pulmonalis
5. Vena brachialis

❑ A) Nur die Aussagen 1, 3 und 5 sind richtig.
❑ B) Nur die Aussagen 1, 3, 4 und 5 sind richtig.
❑ C) Nur die Aussagen 2, 3 und 5 sind richtig.
❑ D) Nur die Aussagen 3 und 4 sind richtig.
❑ E) Alle Aussagen sind richtig.

**30.** **Welche der folgenden Aussagen über die Gefäße im Kreislauf sind richtig?**

1. Die Vena jugularis führt ihr Blut zum rechten Herz.
2. Die Arteria vertebralis führt ihr Blut zum Gehirn.
3. Die Vena cava inferior bekommt ihr Blut aus den unteren Extremitäten.
4. Die Arteria carotis interna versorgt das Gehirn.
5. Die Pfortader versorgt die unteren Extremitäten.

❑ A) Nur die Aussagen 1, 2 und 5 sind richtig.
❑ B) Nur die Aussagen 1, 2, 3 und 4 sind richtig.
❑ C) Nur die Aussagen 2 und 4 sind richtig.
❑ D) Nur die Aussagen 3, 4 und 5 sind richtig.
❑ E) Alle Aussagen sind richtig.

**29.** **Antwort und Kommentar**

⇨ Die Lösung **A** ist richtig.

Die obere Hohlvene führt das gesamte venöse Blut aus den Armen, dem Kopf und dem Brustkorb zum rechten Herz. Vom Kopf führt die **Vena jugularis** (Drosselvene) das Blut abwärts, und vom Arm führt die **Vena brachialis** über die **Vena axillaris** und dann die **Vena subclavia** das venöse Blut zum Herz. Dort, wo die Drosselvene und die Unterschlüsselbeinvene zusammenfließen (Venenwinkel), bringt die **Vena brachiocephalicus** (auf der rechten Seite ein kurzes Gefäß, auf der linken Seite ein längeres Gefäß) das Blut zur oberen Hohlvene.

Die **Vena iliaca externa** kommt von der **Vena femoralis**, geht in die **Vena iliaca communis** über und mündet in die untere Hohlvene.

Die **Vena pulmonalis** befindet sich im Lungenkreislauf und führt das arterielle Blut von der Lunge zum linken Vorhof.

**30.** **Antwort und Kommentar**

⇨ Die Lösung **B** ist richtig.

Es sind nur die großen Gefäße, Arterien und Venen, die der Heilpraktikeranwärter für die Prüfung wissen muss. Am besten, Sie zeichnen jeweils eine Skizze der großen arteriellen und venösen Gefäße und beschriften diese.

Die **Vena jugularis** führt das venöse Blut aus dem inneren und äußeren Bereich des Kopfes über die **Vena brachiocephalicus** zur oberen Hohlvene und damit zum rechten Herz.

Die **Arteria vertebralis** (Wirbelarterie) geht von der **Arteria subclavia** (Unterschlüsselbeinarterie) in Richtung des Kopfes ab. Sie verläuft durch Löcher in den Querfortsätzen der Halswirbel, mündet durch das große Hinterhauptsloch (Foramen magnum oder Foramen occipitale) in das Schädelinnere und vereinigt sich mit der Wirbelarterie der anderen Seite zur **Arteria basilaris**, die das Gehirn versorgt.

Die untere Hohlvene bringt das gesamte venöse Blut unterhalb des Zwerchfells zum rechten Herz.

Die Arteria carotis interna zweigt in Höhe des Unterkiefers von der Halsschlagader ab und versorgt das Gehirn und das Auge.

Die Pfortader bekommt das venöse Blut aus den gesamten Verdauungsorganen einschließlich der Milz und mündet durch die Leberpforte in die Leber.

**31.** **Welche der folgenden Angaben über die Lokalisation der Aorten-
bifurkation (Bifurkation = Teilungsstelle) sind richtig? Wählen Sie
zwei Antworten!**

❏ A) auf Höhe des ersten Lumbalwirbels
❏ B) auf Höhe des vierten Lumbalwirbels
❏ C) auf Höhe des ersten Sakralwirbels
❏ D) unter dem Bauchnabel
❏ E) über dem Bauchnabel

**31.** **Antwort und Kommentar**

→ Die Lösungen **B** und **D** sind richtig.

Die Bauchaorta teilt sich in die beiden gemeinsamen Beckenschlagadern auf. Auf den Bauch projiziert ist die Teilungsstelle kurz unterhalb des Nabels, auf den Rücken projiziert auf Höhe des vierten Lendenwirbels.

**Gefäßablauf der großen Arterien** mit Namen von oben nach unten: Brustaorta → Bauchaorta → Arteria iliaca communis (gemeinsame Beckenschlagader) → Arteria iliaca externa (äußere Beckenschlagader) → Arteria femoralis (Oberschenkelarterie) → Arteria poplitea (Kniekehlenarterie)

**Gefäßablauf der großen Venen** mit Namen von unten nach oben: Vena poplitea (Kniekehlenvene) → Vena femoralis (Oberschenkelvene) → Vena iliaca externa (äußere Beckenvene) → Vena iliaca communis (gemeinsame Beckenvene) → untere Hohlvene → rechter Vorhof

**32.** **Bei welchen der folgenden Arterien kann man per Hand (Palpation) den Puls ertasten?**

1. Arteria ulnaris
2. Halsschlagader
3. Arteria femoralis
4. Bauchaorta
5. Arteria tibialis posterior

❏ A) Nur die Aussagen 1, 2, 3 und 4 sind richtig.
❏ B) Nur die Aussagen 1, 2, 3 und 5 sind richtig.
❏ C) Nur die Aussagen 1, 2, 4 und 5 sind richtig.
❏ D) Nur die Aussagen 2, 3 und 4 sind richtig.
❏ E) Alle Aussagen sind richtig.

**32.** **Antwort und Kommentar**

Die Lösung **E** ist richtig.

Die übliche Stelle zum Ertasten des Pulses befindet sich an der **Arteria radialis** (Radialispuls). Es gibt aber noch einige weitere wichtige Pulspalpationsstellen. Sie dienen zur Beurteilung von Durchblutungsstörungen und können auch als Ort zur Auskultation (arteriosklerotische Strömungsgeräusche) benutzt werden. Dabei ist es entscheidend, dass die Pulsmessung immer seitenvergleichend vorgenommen wird!

Die wichtigsten Palpationsstellen sind:

- Arteria radialis (Speichenarterie) – daumenseitig am Handgelenk
- Arteria ulnaris (Ellenarterie) – auf der Kleinfingerseite unterhalb der Handwurzelknochen
- Arteria axillaris (Achselarterie) – in der Mitte der Achselhöhle
- Arteria carotis communis (Halsschlagader) – auf Höhe des Kehlkopfes vor dem Kopfwender (M. sternocleidomastoideus)
- Bauchaorta (Aorta abdominalis) – unterhalb des Bauchnabels etwas links der Mittellinie in der Tiefe
- Arteria femoralis (Oberschenkelarterie) – auf der Mitte der Linie zwischen innerem Beinwinkel und vorderem oberen Darmbeinstachel (Spina iliaca anterior superior)
- Arteria poplitea (Kniekehlenarterie) – in der Mitte der Kniekehle
- Arteria tibialis posterior (hintere Schienbeinarterie) – zwischen Achillessehne und Schienbeinknöchel (Malleolus medialis)
- Arteria dorsalis pedis (Fußrückenarterie) – auf dem Fußrücken zwischen erstem und zweitem Fußmittelknochen

**33.** **Welche der folgenden Aussagen zur Blutdruckmessung sind richtig?**

1. Das Auftreten des Korotkow-Tons bei der Blutdruckmessung zeigt den systolischen Blutdruck an.
2. Der systolische Blutdruck kann durch Ertasten des ersten Radialispulses unter Beobachtung des Manometers festgestellt werden.
3. In der Regel wird der Blutdruck bei sitzenden oder liegenden Patienten gemessen.
4. Bei völligem Verschwinden des Korotkow-Tons wird der diastolische Blutdruck am Manometer abgelesen.
5. Die Auskultation des Gefäßgeräusches wird an der Radialisarterie vorgenommen.

❏ A) Nur die Aussagen 1, 2, 3 und 4 sind richtig.
❏ B) Nur die Aussagen 1, 3 und 5 sind richtig.
❏ C) Nur die Aussagen 2, 3 und 4 sind richtig.
❏ D) Nur die Aussagen 1 und 4 sind richtig.
❏ E) Alle Aussagen sind richtig.

**33.** **Antwort und Kommentar**

Die Lösung **A** ist richtig.

Die indirekte (unblutige) Blutdruckmessung mit dem Riva-Rocci-Apparat (klassisches Blutdruckmessgerät mit aufblasbarer Manschette und Manometer) ist für den Heilpraktiker eine unerlässliche Untersuchungsmethode, die praktisch und theoretisch beherrscht werden muss: Der Patient muss sitzen bzw. liegen, wobei die Ellenbeuge sich auf Höhe des Herzens befinden soll. Die Blutdruckmanschette wird um den Oberarm gelegt und soweit aufgepumpt, dass der Radialispuls nicht mehr tastbar ist. Patienten mit größerem Oberarmumfang benötigen eine breitere Manschette, sonst besteht die Gefahr, einen höheren Blutdruck zu messen. Dann erfolgt mit der einen Hand ein langsames Ablassen des Manschettendrucks (ca. 3 mmHg pro Sekunde), während mit der anderen Hand gleichzeitig die Arterie in der Ellenbeuge (**Arteria cubitalis**) auskultiert wird. Dieser Vorgang bedarf der intensiven Übung!

Beim Ablassen des Manschettendrucks wird irgendwann der systolische Druck des linken Herzens ausreichen, um Blut durch die komprimierte Oberarmarterie zu drücken. Dabei entstehen hörbare Wirbelgeräusche, der sogenannte **Korotkow-Ton**.

Beim ersten hörbaren Geräusch kann der systolische Blutdruck am Manometer abgelesen werden. Ebenso kann er durch Palpation des ersten Radialispulses festgestellt werden. Ist kein Gefäßgeräusch mehr zu hören, wird der diastolische Blutdruck abgelesen.

**34.** **Wodurch wird der arterielle Blutdruck im großen Kreislauf beeinflusst?**

1. Kontraktionskraft des Herzens
2. Venenklappen
3. Wandspannung der kleinen Arterien
4. Vena cava
5. Blutvolumen

❏ A) Nur die Aussagen 1, 2 und 3 sind richtig.
❏ B) Nur die Aussagen 1, 2, 3 und 4 sind richtig.
❏ C) Nur die Aussagen 1, 3 und 5 sind richtig.
❏ D) Nur die Aussagen 3 und 5 sind richtig.
❏ E) Nur die Aussagen 1 und 5 sind richtig.

**35.** **Welche der folgenden Aussagen in Bezug auf den Kreislauf sind richtig?**

1. Die Pulmonalvenen transportieren venöses Blut.
2. In den Venen wird immer kohlendioxidreiches Blut transportiert.
3. In den Arterien wird immer sauerstoffreiches Blut transportiert.
4. Die Pulmonalarterien transportieren arterielles Blut.
5. Gefäße, die zum Herz hinführen, werden immer als Venen bezeichnet.

❏ A) Nur die Aussagen 1, 2, 3 und 4 sind richtig.
❏ B) Nur die Aussagen 1, 4 und 5 sind richtig.
❏ C) Nur die Aussagen 2 und 3 sind richtig.
❏ D) Nur die Aussagen 2, 3 und 5 sind richtig.
❏ E) Nur die Aussage 5 ist richtig.

**34.** **Antwort und Kommentar**

→ Die Lösung **C** ist richtig.

Die Blutdruckregelung geschieht im Kreislaufzentrum in der Medulla oblongata (verlängertes Mark). Pressorezeptoren (Dehnungsrezeptoren) im Karotissinus (Übergang von Arteria carotis communis zur Carotis interna) übermitteln den Dehnungszustand der Gefäße und damit den aktuellen Blutdruck (Ist-Wert). Dieser wird mit den gegenwärtigen Erfordernissen des Körpers (Sollwert) verglichen und mittels Veränderungen der Herzfrequenz, der Herzmuskelkraft und des Tonus der Arteriolen (Widerstandsgefäße) auf das notwendige Niveau angepasst.

Der Blutdruck in den arteriellen Gefäßen des Körperkreislaufs ist abhängig von:

- **Herzminutenvolumen**, welches sich aus Herzfrequenz und Kontraktionskraft der linken Kammermuskulatur berechnet
- **Tonus** der Widerstandsgefäße
- Menge des **Gesamtblutvolumens** und **Viskosität**

Venenklappen und der Tonus der Hohlvene beeinflussen den arteriellen Blutdruck im großen Kreislauf nicht.

**35.** **Antwort und Kommentar**

→ Die Lösung **E** ist richtig.

Nachdem Sie jetzt alle Fragen durchgearbeitet haben, sollte Ihnen diese MC-Frage keine Schwierigkeiten mehr bereiten:

- Pulmonalvenen sind Venen im Lungenkreislauf und führen immer arterielles Blut zum linken Herz.
- Pulmonalarterien führen venöses Blut vom rechten Herz zur Lunge.
- Arterien sind immer Gefäße, die vom Herz wegführen.
- Arterien im Körperkreislauf führen immer arterielles (sauerstoffreiches) Blut.
- Arterien im Lungenkreislauf führen immer venöses (sauerstoffarmes) Blut.
- Venen sind immer Gefäße, die zum Herz hinführen.
- Venen im Körperkreislauf führen immer venöses Blut.

Multiple-Choice-Fragen
# Pathologie

**36.** **Welche der folgenden Erkrankungen können zu einer chronischen Linksherzinsuffizienz führen?**

1. Myokarditis
2. Hypertonie
3. Aortenklappenfehler
4. Pulmonalklappenfehler
5. Lungenerkrankungen

❏ A) Nur die Aussagen 1, 2 und 3 sind richtig.
❏ B) Nur die Aussagen 1, 2, 3 und 4 sind richtig.
❏ C) Nur die Aussagen 1, 3 und 5 sind richtig.
❏ D) Nur die Aussagen 2, 4 und 5 sind richtig.
❏ E) Alle Aussagen sind richtig.

**36.** **Antwort und Kommentar**

→ Die Lösung **A** ist richtig.

Von einer Linksherzinsuffizienz spricht man, wenn das linke Herz nicht mehr in der Lage ist, die ihm angebotene Blutmenge vollständig in den großen Kreislauf zu pumpen. Von der akuten ist immer die chronische Linksherzinsuffizienz zu unterscheiden, welche eine gewisse Zeit zur Entwicklung in Anspruch nimmt, während die akute Form plötzlich entsteht.

Die Ursachen einer **chronischen Linksherzinsuffizienz** lassen sich aufgliedern in kardiale und extrakardiale Ursachen.

Bei den **kardialen Ursachen** handelt es sich um Erkrankungen, die ihren Ursprung im Herz haben:

- Vom Endokard ausgehend: angeborene und erworbene Herzklappenfehler (Endokarditis)
- Vom Myokard ausgehend: Myokarditis bzw. Kardiomyopathie, koronare Herzkrankheit, Herzrhythmusstörungen, nach einem Herzinfarkt
- Vom Perikard ausgehend: Perikarditis

Die **extrakardialen Ursachen** stellen Erkrankungen dar, die nicht im Herz begründet sind, aber eine Linksherzinsuffizienz verursachen können, insbesondere Hypertonie und Arteriosklerose, seltener chronische Anämie oder Hyperthyreose.

Mögliche Ursachen für die **akute Linksherzinsuffizienz** sind Herzinfarkt und hypertensive Krise (Hochdruckkrise).

Lungenerkrankungen und Herzklappenfehler des rechten Herzens können zur Rechtsherzinsuffizienz führen.

**37.** **Welche der folgenden Symptome treten im Rahmen einer isolierten Linksherzinsuffizienz auf?**

1. Atemnot bei Belastung
2. Atemnot in Ruhe
3. nächtlicher Husten
4. Wärmeintoleranz
5. Trommelschlegelfinger

❑ A) Nur die Aussagen 1, 2 und 5 sind richtig.
❑ B) Nur die Aussagen 1, 2, 3 und 5 sind richtig.
❑ C) Nur die Aussagen 1, 3 und 4 sind richtig.
❑ D) Nur die Aussagen 1 und 2 sind richtig.
❑ E) Nur die Aussagen 1 und 4 sind richtig.

**37.** **Antwort und Kommentar**

Die Lösung **B** ist richtig.

Die Symptomatik einer chronischen Linksherzinsuffizienz entwickelt sich schleichend. Die **NYHA** (New York Health Association) hat die Symptomatik in folgende **Stadien** aufgeteilt:

- Stadium I: Der Nachweis einer Herzinsuffizienz kann klinisch per EKG, Sonografie und Röntgen erbracht werden, bei normaler Belastung bestehen jedoch keine Beschwerden.
- Stadium II: Bei normaler körperlicher Belastung treten Atemnot und Tachykardie auf.
- Stadium III: Deutliche Leistungseinschränkung mit Atemnot und Tachykardie schon bei relativ geringer Belastung. Die Patienten frösteln leicht (Kälteintoleranz).
- Stadium IV: Atemnot schon in Ruhe. Tritt anfallartig in der Nacht auf (Asthma cardiale), Orthopnoe (Atmung nur in aufrechter Position möglich), Reizhusten, evtl. wässriger Auswurf und/oder Zyanose.

Der Herzspitzenstoß ist nach links außen unten verlagert.

Zu Aussage 5: **Trommelschlegelfinger** sind Verbreiterungen und Vergrößerungen der Finger-Endglieder. Sie treten v. a. bei Lungen- und Herzerkrankungen infolge chronischen Sauerstoffmangels auf. Jedoch gibt es auch Manifestationen bei Gesunden. Häufig zeigen sich zusätzlich Uhrglasnägel (große, gewölbte Nägel).

**38.** **Welche der folgenden Aussagen zum Begriff „Asthma cardiale" treffen zu?**

1. Tritt v. a. bei Belastung auf.
2. Tritt infolge einer Stauung der Pulmonalarterien auf.
3. Tritt infolge einer Stauung der Pulmonalvenen auf.
4. Patienten können nur in aufrechter Haltung ausreichend atmen.
5. Es besteht die Gefahr eines Lungenödems.

❏ A) Nur die Aussagen 1, 3, 4 und 5 sind richtig.
❏ B) Nur die Aussagen 1, 2 und 4 sind richtig.
❏ C) Nur die Aussagen 3 und 4 sind richtig.
❏ D) Nur die Aussagen 2, 4 und 5 sind richtig.
❏ E) Nur die Aussagen 3, 4 und 5 sind richtig.

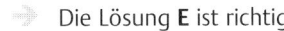 **Antwort und Kommentar**

Die Lösung **E** ist richtig.

Asthma cardiale ist die Bezeichnung für die Symptomatik einer chronischen Linksherzinsuffizienz im letzten Stadium. Das Herz ist so insuffizient (schwach), dass die Beschwerden schon in Ruhe auftreten. Die anfallartige Atemnot tritt anfangs immer in der Nacht auf. Der Grund liegt darin, dass sich tagsüber der größte Teil der Blutflüssigkeit unterhalb des Herzens befindet. Erst beim Liegen in der Nacht verteilt sich das Blut gleichmäßig im Körper, und das Herz muss mehr Arbeit leisten.

Typische Symptome sind:

- Der Patient schreckt aus dem Schlaf auf und bekommt keine Luft mehr (**Ruhedyspnoe**). Er reagiert mit Panik und reißt die Fenster auf.
- **Hustenattacken** mit evtl. flüssigem Sputum
- **Orthopnoe**: Der Patient kann nur im Aufrechtsitzen atmen und wieder einschlafen. Dabei können die Anzahl der Kissen im Rücken den Grad der chronischen Linksherzinsuffizienz angeben.

Folgende **Pathophysiologie** ist verantwortlich für die Symptomatik: Infolge des geschwächten Herzens entsteht ein Rückstau in die Venen des Lungenkreislaufs. Das führt schließlich dazu, dass die Lungenkapillaren gedehnt werden, die Endothelfenster sich weiten und Flüssigkeit in das Interstitium zwischen Kapillar- und Alveolarzelle austritt. Die Folge ist eine Erweiterung der Luft-Blut-Schranke (im Normalfall nur 1/1.000 mm groß) und damit ein verringerter Gasaustausch. Diese verminderte Belüftung der Alveolen aktiviert den Euler-Liljestrand-Reflex mit der Folge eines Bronchospasmus.

In der Folge eines chronischen Asthma cardiale ist ein Lungenödem denkbar. Der massive Wasseranstieg im Interstitium kann zum plötzlichen Einstrom in die Alveolen führen. Befürchtet wird auch eine Lungenentzündung (sogenannte Stauungspneumonie).

**39.** Ab wann spricht man von einem „kritischen Herzgewicht"?

- ❏ A) ab 200 g
- ❏ B) ab 300 g
- ❏ C) ab 500 g
- ❏ D) ab 700 g
- ❏ E) ab 900 g

**40.** Welche der folgenden Erkrankungen können zu einer isolierten chronischen Rechtsherzinsuffizienz führen?

1. Erkrankungen der Lungen
2. Erkrankungen der Nieren
3. Erkrankungen der Leber
4. Trikuspidalklappeninsuffizienz
5. rezidivierende Lungenembolien

- ❏ A) Nur die Aussagen 1, 2 und 5 sind richtig.
- ❏ B) Nur die Aussagen 1, 3 und 4 sind richtig.
- ❏ C) Nur die Aussagen 1, 4 und 5 sind richtig.
- ❏ D) Nur die Aussagen 2, 3 und 4 sind richtig.
- ❏ E) Nur die Aussagen 3, 4 und 5 sind richtig.

**39.** Antwort und Kommentar

→ Die Lösung **C** ist richtig.

Das normale Herzgewicht beim Erwachsenen beträgt ca. 300 g. Als kritisch wird ein Herzgewicht im Rahmen einer **Hypertrophie** ab ca. **500 g** bezeichnet.

Das Herz vergrößert seine Herzmuskelzellen (Hypertrophie) durch eine vermehrte Bereitstellung von Mitochondrien, damit die geforderte Mehrarbeit erfüllt werden kann. Die Kapillaren der Herzkranzgefäße können den Bedarf der hypertrophen Herzmuskelzellen jedoch nur bis zu einer bestimmten Größe ausreichend decken. Ab dem kritischen Herzgewicht von ca. 500 g wird von einer **Koronarinsuffizienz** gesprochen, die Durchblutung der Kapillaren entspricht nicht mehr dem Bedarf der großen Herzmuskelzellen. Im Zuge der Hypertrophie des Herzens entsteht ab dem kritischen Herzgewicht eine pathologische Vergrößerung der Herzvorhöfe und -kammern. Dies wird als **Herzdilatation** bezeichnet.

**40.** Antwort und Kommentar

→ Die Lösung **C** ist richtig.

Bei einer dekompensierten Rechtsherzinsuffizienz ist das rechte Herz nicht mehr in der Lage, die ihm angebotene Blutmenge vollständig in den Lungenkreislauf zu pumpen. Die Folge ist eine Stauung in den venösen Körperkreislauf.

Folgende Ursachen sind denkbar:

- **Kardial** bedingt, z. B. Herzklappenfehler, Kardiomyopathie, koronare Herzkrankheit, nach einem Herzinfarkt. Eine Linksherzinsuffizienz kann sich „durchstauen" und zur Rechtsherzinsuffizienz führen, nennt sich dann aber Globalinsuffizienz.
- **Pulmonal** bedingt, z. B. Lungenemphysem, Lungenfibrose, rezidivierende Lungenembolien

Lungenerkrankungen, die durch einen vermehrten Abbau von Lungenkapillaren zum Rückstau in den Lungenkreislauf und somit zur Rechtsherzbelastung führen, werden als Cor pulmonale bezeichnet.

**41.** **Welche der folgenden Symptome treten im Rahmen einer isolierten Rechtsherzinsuffizienz auf?**

1. arterielle Hypertonie
2. beidseitige Knöchelödeme
3. pulsierende Karotis
4. Stauung der Jugularisvenen
5. Nykturie (nächtliches Wasserlassen)

❏ A) Alle Aussagen sind richtig.
❏ B) Nur die Aussagen 1, 2 und 4 sind richtig.
❏ C) Nur die Aussagen 1, 4 und 5 sind richtig.
❏ D) Nur die Aussagen 2, 3 und 4 sind richtig.
❏ E) Nur die Aussagen 2, 4 und 5 sind richtig.

**41.** **Antwort und Kommentar**

Die Lösung **E** ist richtig.

Bei der Rechtsherzinsuffizienz ist das rechte Herz nicht mehr in der Lage, die ihm angebotene Blutmenge vollständig in den Lungenkreislauf zu pumpen. Die Folge ist ein Rückstau über die beiden Hohlvenen in die Venen des Körperkreislaufs.

Folgende Symptome sind typisch:

- Sichtbare **Stauung der Vena jugularis** am Hals, des Weiteren der Unterzungenvenen. Durch die Rückstoßbewegung des Herzens können die gestauten Halsvenen eine Pulsation zeigen, man spricht von einer **Halsvenenpulsation**. Der Patient berichtet von Druck- und Völlegefühl im Hals.
- Eindrückbare **Ödeme** treten an den Armen, aber v. a. an den unteren Extremitäten entlang der Beine, am Schienbein und an den Knöcheln auf. Der Patient nimmt infolge der ödematösen Aufschwemmung an Gewicht zu. Manchmal ist ein Ödem über dem Sakrum beim liegenden Patienten sichtbar.
- Typisch ist das nächtliche, häufige Wasserlassen (**Nykturie**). Im Liegen reicht die Herzleistung aus, der Druck in den Venen des Körperkreislaufs sinkt, und das Wasser tritt vom Interstitium wieder in die Gefäße über. Da jetzt zu viel Wasser im Gefäßsystem vorhanden ist, wird der Patient durch eine verringerte ADH-Ausschüttung zur vermehrten Harnausscheidung gezwungen.
- Die venöse Stauung in der unteren Hohlvene führt zur **Stauungsleber**. Der Patient gibt Völle- und Druckgefühl im rechten oberen Bauchquadranten an. Der Leber ist geschwollen (Hepatomegalie). Im weiteren Verlauf entsteht ein Pfortaderhochdruck mit Bauchwassersucht (Aszites), Milzschwellung, Ausbildung von Kollateralkreisläufen und Behinderung der Resorption von Nahrungsstoffen (Malabsorption).
- Der Herzspitzenstoß ist nach links außen verlagert.

Eine pulsierende Karotis ist bei einer ausgeprägten Aortenklappeninsuffizienz festzustellen.

**42.** **Was versteht man beim Herz unter „KHK"?**

❏ A) Es handelt sich um nächtliche, anfallartige Atemnot.

❏ B) Es handelt sich um einen Herzinfarkt.

❏ C) Es handelt sich immer um eine Arteriosklerose der Koronarien.

❏ D) Es handelt sich um eine entzündliche Herzmuskelerkrankung.

❏ E) Es handelt sich um eine Koronarinsuffizienz.

**42.** **Antwort und Kommentar**

Die Lösung **E** ist richtig.

KHK bedeutet **Koronare Herzkrankheit**. Darunter versteht man eine ungenügende Durchblutung der Koronarien, in deren Folge eine Koronarinsuffizienz – ein Missverhältnis zwischen Sauerstoffbedarf und Sauerstoffangebot – entsteht.

Eine der häufigsten Ursachen der KHK ist in den Industrieländern die Koronarsklerose, eine Arteriosklerose der Herzkranzgefäße. Weitere Ursachen einer KHK können sein: Gefäßkrampf der Koronarien (Koronarspasmus), Entzündungen der Koronarien (Koronarangiitis), Herzvergrößerung über das kritische Herzgewicht hinaus, vermindertes Sauerstoffangebot durch Lungen- oder Bluterkrankungen (Anämie).

**43.** **Welche der folgenden Aussagen zur Stenokardie (Angina pectoris) sind richtig?**

1. Die Symptomatik einer Angina pectoris unterscheidet sich deutlich vom Herzinfarkt.
2. Ein Angina-pectoris-Anfall entsteht immer infolge einer Arteriosklerose der Herzkranzgefäße.
3. In der Regel nimmt das Beschwerdebild nach Einnahme von Nitroglyzerinpräparaten ab.
4. Ein Angina-pectoris-Anfall kann ein Vorbote eines Herzinfarkts sein.
5. Beim Angina-pectoris-Anfall ist auch eine Oberbauchsymptomatik mit Aufstoßen und Blähungen möglich.

❑ A) Alle Aussagen sind richtig.
❑ B) Nur die Aussagen 1, 2, 3 und 4 sind richtig.
❑ C) Nur die Aussagen 2, 4 und 5 sind richtig.
❑ D) Nur die Aussagen 3, 4 und 5 sind richtig.
❑ E) Nur die Aussagen 2, 3 und 4 sind richtig.

**43.** **Antwort und Kommentar**

Die Lösung **D** ist richtig.

Angina pectoris stellt eine akute, aber vorübergehende Unterversorgung des Herzens mit Sauerstoff dar. Am häufigsten sind dafür arteriosklerotische Prozesse verantwortlich. Ein Angina-pectoris-Anfall ist als Vorbote eines Herzinfarkts anzusehen.

Seltener entsteht ein Angina-pectoris-Anfall durch einen Gefäßspasmus der Herzkranzgefäße (sogenannte Prinzmetal-Angina).

Da beim Herzinfarkt ähnliche Symptome auftreten können, ist anhand des Beschwerdebildes eine diagnostische Beurteilung nicht möglich. Folgende Symptome können im Rahmen eines Angina-pectoris-Anfalls auftreten:

- Typischerweise werden Angina-pectoris-Beschwerden nicht als Schmerzen wahrgenommen, sondern als **retrosternaler Druck** mit unterschiedlicher Intensität. Manchmal wird auch von einem Ziehen berichtet.
- Die Beschwerden werden ähnlich wie beim Herzinfarkt **im Brustkorb** angegeben, meist hinter dem Sternum, können jedoch auch bis in den **linken Arm** und dort bis in die Fingerspitzen (Kleinfingerseite) ausstrahlen.
- In einigen Fällen treten **Oberbauchbeschwerden** auf: Blähungen, Sodbrennen, Aufstoßen, abdominales Druckgefühl.
- Die Beschwerden sind immer nur von **kurzer Dauer** und treten sehr selten in der Region der Herzspitze auf.
- In der Regel (bei der stabilen Angina pectoris) werden die Angina-pectoris-Beschwerden **durch Nitroglyzerinpräparate („Nitropräparate") sofort gelindert.**

Nur die Hälfte der Patienten mit Koronarsklerose entwickelt Angina-pectoris-Beschwerden.

**44.** **Welche der folgenden Aussagen zur stabilen Angina pectoris ist richtig?**

❑ A) Zeichnet sich durch zunehmende Schwere aus.
❑ B) Entsteht v. a. nachts.
❑ C) Ist nicht mit Nitratgabe therapierbar.
❑ D) Ist durch eine körperliche Belastung auslösbar.
❑ E) Ist immer als Notfall anzusehen.

**45.** **Welche der folgenden Aussagen zum Herzinfarkt treffen zu?**

1. Herzinfarkt bezeichnet einen irreversiblen Untergang von Herzmuskelgewebe.
2. Häufig sind Patienten mit Bluthochdruck von einem Herzinfarkt betroffen.
3. Als prädisponierender Faktor ist eine Dyslipidämie (Verschiebung der Zusammensetzung der Blutfettwerte) zu betrachten.
4. Ein Herzinfarkt entsteht immer infolge einer Koronarsklerose.
5. Diabetiker sind häufiger vom Herzinfarkt betroffen.

❑ A) Alle Aussagen sind richtig.
❑ B) Nur die Aussagen 1, 2, 3 und 5 sind richtig.
❑ C) Nur die Aussagen 1, 2, 4 und 5 sind richtig.
❑ D) Nur die Aussagen 2, 3 und 5 sind richtig.
❑ E) Nur die Aussagen 1, 3 und 5 sind richtig.

**44.** **Antwort und Kommentar**

Die Lösung **D** ist richtig.

Beim Angina-pectoris-Anfall werden zwei Formen unterschieden:

Die **stabile Angina pectoris** ist dadurch gekennzeichnet, dass sie regelmäßig durch bestimmte Anlässe auslösbar und mit Nitratgabe gut therapierbar ist. Auslösende Faktoren sind z. B. körperliche Belastung, nach einer großen und fettreichen Mahlzeit, Temperaturwechsel (v. a. von Wärme in die Kälte). Die stabile Angina pectoris gilt nicht als Notfall, da die Beschwerden durch Nitratgabe sofort verschwinden und dem Patienten die Auslösung des Anfalls deutlich vor Augen liegt.

Die **instabile Angina pectoris** gilt als Herzinfarktrisiko und tritt unvorbereitet in Ruhe und v. a. nachts auf. Die Angina-pectoris-Anfälle sind dadurch gekennzeichnet, dass sie an Dauer, Schwere und Häufigkeit zunehmen. Sie sind schlechter mit Nitratgabe therapierbar als bei der stabilen Angina pectoris. Die instabile Angina pectoris ist als Notfall anzusehen.

**45.** **Antwort und Kommentar**

Die Lösung **B** ist richtig.

Ein Herzinfarkt wird auch als Myokardinfarkt bezeichnet. Er bedeutet den Untergang (Nekrose) von Herzmuskelzellen infolge zu starker Sauerstoffunterversorgung. In der Regel ist eine Koronarsklerose dafür verantwortlich. Jedoch sind auch eine Embolie – eine Verschleppung eines Thrombus in die Koronararterien – oder Koronarspasmen als Ursachen anzusehen.

Folgende **Risikofaktoren** für die Entstehung der Koronarsklerose sind bekannt:

- Arteriosklerose, z. B. in den unteren Extremitäten
- Rauchen
- Bluthochdruck
- Adipositas
- Dyslipidämie = Missverhältnis der Blutfettwerte: zu hohe Cholesterinwerte (LDL erhöht) bei zu niedrigen HDL-Werten
- Diabetes mellitus Typ I und II

**46.** **Welche der folgenden Aussagen zur Symptomatik eines Herzinfarkts treffen zu?**

1. Ein Herzinfarkt kann auch mit unwesentlichen Beschwerden einhergehen.
2. Vegetative Symptome wie Übelkeit, Schweiß, Blässe und Schwindel sind typisch.
3. Typisch ist eine Hypertonie mit Tachykardie.
4. Heftige Bauchschmerzen können von einem Herzinfarkt herrühren.
5. Typisch ist ein tiefer, retrosternaler Brustschmerz, der in den Rücken, Unterkiefer oder in den linken Arm ausstrahlt.

❑ A) Alle Aussagen sind richtig.
❑ B) Nur die Aussagen 1, 2, 3 und 4 sind richtig.
❑ C) Nur die Aussagen 1, 2, 4 und 5 sind richtig.
❑ D) Nur die Aussagen 2, 3, 4 und 5 sind richtig.
❑ E) Nur die Aussagen 1, 3 und 5 sind richtig.

**Antwort und Kommentar**

Die Lösung **C** ist richtig.

Die Symptomatik eines Herzinfarkts variiert sehr stark von fulminant bis kaum zu spüren. Die Hälfte der Patienten erleidet vor dem eigentlichen Anfall Beschwerden der instabilen Angina pectoris.

Typisch für einen Herzinfarkt ist der tiefe Schmerz hinter dem Brustbein (**retrosternaler Schmerz**), welcher in den linken Arm, den Kiefer oder den Rücken ausstrahlen kann. Dieser Schmerz kann auch nur als Druck oder Brennen und Ziehen beschrieben werden und kann den Angina-pectoris-Beschwerden sehr ähneln. Jedoch sind die Beschwerden **länger anhaltend** und **mit Nitropräparaten nicht therapierbar**. In 8–10 % der Fälle strahlen die Schmerzen in die Bauchregion aus und können so zu Oberbauchbeschwerden wie starkem Sodbrennen und Druckgefühl oder sogar zum akuten Abdomen mit starker Schmerzsymptomatik und bretthartem Bauch führen. Kennzeichnend sind auch **vegetative Symptome** wie Übelkeit, seltener Erbrechen, Schweißausbruch, Blässe oder Schwindelgefühl. Bei schweren Verläufen tritt Vernichtungsschmerz mit Todesangst auf.

Ein Fünftel der Patienten erleidet einen **stummen Herzinfarkt**, bzw. die Patienten erkennen die milde Symptomatik nicht als Herzinfarkt.

Im Rahmen der infarktbedingten akuten Linksherzinsuffizienz treten Hypotonie mit Tachykardie, Herzrhythmusstörungen, abgeschwächte Herztöne, Dyspnoe, Rasselgeräusche über der Lunge und gestaute Halsvenen auf.

**47.** **Welche Komplikationen können beim Herzinfarkt auftreten?**

1. Kammerflimmern
2. Lungenödem
3. Insuffizienz der Segelklappen
4. Gehirnschlag
5. Perikarditis

❏ A) Alle Aussagen sind richtig.
❏ B) Nur die Aussagen 1, 2, 3 und 4 sind richtig.
❏ C) Nur die Aussagen 1, 3, 4 und 5 sind richtig.
❏ D) Nur die Aussagen 1, 2, 4 und 5 sind richtig.
❏ E) Nur die Aussagen 2, 3 und 5 sind richtig.

**47.** **Antwort und Kommentar**

Die Lösung **A** ist richtig.

Die Gefahr, an einer der Komplikationen des Herzinfarkts zu sterben, ist in den ersten Stunden am größten. Dies hängt von der Anzahl und Lokalisation der abgestorbenen Herzmuskelzellen ab.

Folgende Komplikationen werden beim Herzinfarkt erwartet:

- Herzrhythmusstörungen (90 %), Bradykardien, Extrasystolen und Kammerflimmern (häufigste Todesursache)
- akute Links- oder Rechtsherzinsuffizienz mit Lungenödem, hochgradiger Atemnot oder venösen Stauungszeichen
- Der kardiogene Schock mit Hypotonie und Tachykardie (Schockindex über 1) zeigt einen massiven Herzinfarkt mit einem Untergang von mehr als der Hälfte des linken Herzmuskels an und geht mit einer Letalität von 70 % einher.
- Herzwandruptur mit Perikarditis und Perikardreiben
- Insuffizienz einer Segelklappe infolge eines Papillarmuskelabrisses
- Entstehung von Embolien mit der Gefahr eines Gehirnschlags (Apoplex)

**48.** Sie werden zu einem 62-jährigen männlichen Patienten gerufen, welcher über plötzliche Übelkeit, heftige Brustschmerzen und Panikzustände berichtet. Die Schmerzen strahlen bis in den kleinen Finger des linken Armes aus. Der Blutdruck beträgt 90/60, die Pulsfrequenz 120. Welche der folgenden Aussagen in Bezug auf das Verhalten in so einer Situation sind richtig?

1. Wenn der Patient ein Nitropräparat bei sich trägt, dürfen Sie es anwenden, da es sich um einen Notfall handelt.
2. Solange der Patient noch ansprechbar ist, muss er in die Schocklage gebracht werden: Beine hoch, Oberkörper tief.
3. Intramuskuläre Injektionen sind bei Verdacht auf einen Herzinfarkt kontraindiziert.
4. Nach Benachrichtigung des Notarztes müssen Sie versuchen, einen venösen Zugang zu legen.
5. Die Bekämpfung von Schmerz und Unruhe steht an erster Stelle.

❑ A) Alle Aussagen sind richtig.
❑ B) Nur die Aussagen 1, 3, 4 und 5 sind richtig.
❑ C) Nur die Aussagen 2, 4 und 5 sind richtig.
❑ D) Nur die Aussagen 1, 2 und 3 sind richtig.
❑ E) Nur die Aussagen 3, 4 und 5 sind richtig.

**48.** **Antwort und Kommentar**

Die Lösung **E** ist richtig.

Der Patient in diesem Fallbeispiel befindet sich im Schock (Pulsfrequenz dividiert durch systolischen Blutdruck höher als 1) und daher in unmittelbarer Lebensgefahr. Anhand des Beschwerdebildes kann von einem **kardiogenen Schock** ausgegangen werden. Folgende Maßnahmen sind erforderlich:

- Das Absetzen eines **Notrufs** mit Übermittlung des Geschehens steht an erster Stelle.
- Die **Schocklage** eines Patienten mit kardiogenem Schock unterscheidet sich von der herkömmlichen Schocklage: Oberkörper schräg aufrecht und Beine waagerecht oder leicht nach unten.
- Wie bei jedem Schock müssen Sie als „Laie" versuchen, einen **intravenösen Zugang** zu legen. In diesem Fall muss die Tropfgeschwindigkeit auf minimal (3 Tropfen pro Minute) gestellt werden, weil eine Zunahme des Blutvolumens anlässlich des geschwächten Herzens nicht erwünscht ist.
- Die **Beruhigung** des Patienten und die Abschirmung von aufgeregten Personen oder Verwandten sind sehr wichtig. Damit soll eine weitere Ausschüttung von Adrenalin und damit eine weitere Schwächung des Herzens möglichst verhindert werden.
- Sie dürfen bei Notfällen **keine intramuskulären Injektionen** durchführen! Dadurch würde der CK-Wert (Kreatininkinase) verfälscht werden, und eine richtige Abschätzung des zerstörten Herzmuskels würde nicht mehr gegeben sein. Das Volumen des zerstörten Myokards kann durch die Höhe und Dauer der CK-Erhöhung geschätzt werden.
- Bis zum Eintreffen des Notarztes müssen die **Vitalparameter** ständig überprüft werden.

**Nitropräparate** dürfen bei einem systolischen Blutdruck unter 100 nicht gegeben werden, weil sonst die Gefahr eines akuten Nierenversagens besteht.

**49.** **Welche der folgenden Aussagen zur Endokarditis (Entzündung der Herzinnenhaut) treffen zu?**

1. Wird immer durch Bakterien verursacht.
2. Wird am häufigsten an den Herzklappen des linken Herzens beobachtet.
3. Patienten mit künstlichen Herzklappen haben ein erhöhtes Risiko, eine Endokarditis zu erleiden.
4. Eine Entzündung des Endokards kann zur Schließunfähigkeit der Herzklappen führen.
5. Intravenöser Drogenmissbrauch gilt als Risikofaktor zur Entstehung einer Endokarditis.

❏ A) Alle Aussagen sind richtig.
❏ B) Nur die Aussagen 1, 2, 3 und 4 sind richtig.
❏ C) Nur die Aussagen 1, 2 und 4 sind richtig.
❏ D) Nur die Aussagen 2, 3 und 5 sind richtig.
❏ E) Nur die Aussagen 2, 3, 4 und 5 sind richtig.

**49.** **Antwort und Kommentar**

Die Lösung **E** ist richtig.

Eine Endokarditis ist eine Entzündung der Herzinnenhaut, die sich v. a. an den Herzklappen manifestiert und bei der Abheilung durch narbiges Bindewebe zu Herzklappenfehlern führen kann. Dabei wird eine Klappeninsuffizienz (die Klappe schließt nicht mehr richtig) und eine Klappenstenose (die Klappe öffnet nicht mehr richtig) unterschieden.

Folgenden Ursachen einer Endokarditis sind zu unterscheiden:

- Bakterien (v. a. Streptokokken und Staphylokokken) können von einer Lokalinfektion – meist der oberen Atemwege, des Zahnfleisches bzw. der Zähne oder des Magen-Darm-Trakts – über den Blutweg verschleppt werden und sich an den Herzklappen v. a. des linken Herzens festsetzen. Es entwickelt sich eine **bakterielle Endokarditis**.
- Im Rahmen des **rheumatischen Fiebers** (Autoimmunreaktion) werden v. a. die Herzklappen des linken Herzens befallen, am häufigsten die Mitralklappe. 1–3 Wochen nach einem Infekt mit beta-hämolysierenden Streptokokken der Gruppe A führen Immunkomplexe an Gelenken und Herz zur erneuten Entzündung.
- Patienten mit **Herzklappenprothesen** oder mit **angeborenen Herzfehlern** haben ein erhöhtes Risiko, an einer Endokarditis zur erkranken.
- Personen mit **intravenösem Drogenmissbrauch** erleiden überdurchschnittlich häufig eine Endokarditis v. a. des rechten Herzens.
- Bei **Herzeingriffen**, Gefäßoperationen und Untersuchungen mit zentralnervösem Katheter steigt das Risiko, an einer Endokarditis zu erkranken.

**50.** **Welche der folgenden Symptome werden im Rahmen einer Endokarditis lenta beobachtet?**

1. Es können schmerzhafte Mikroembolien an Fingern und Zehen auftreten.
2. Typisch sind hohes Fieber, Schüttelfrost und schweres Krankheitsgefühl.
3. Herzgeräusche treten nicht auf.
4. Gefürchtet sind Embolien, die zu einem Schlaganfall oder Herzinfarkt führen können.
5. Die körperliche Untersuchung kann ohne Befund sein.

❑ A) Alle Aussagen sind richtig.
❑ B) Nur die Aussagen 1, 4 und 5 sind richtig.
❑ C) Nur die Aussagen 1, 2, 3 und 5 sind richtig.
❑ D) Nur die Aussagen 2, 4 und 5 sind richtig.
❑ E) Nur die Aussagen 1, 3 und 4 sind richtig.

**50. Antwort und Kommentar**

Die Lösung **B** ist richtig.

Es werden eine rheumatische und eine bakterielle Endokarditis unterschieden. Die bakterielle Endokarditis wird wiederum in eine akute (Endokarditis septica) und eine subakute (Endokarditis lenta, lenta = schleichend) unterteilt.

Während die akute bakterielle Endokarditis meist einen deutlichen Verlauf aufweist, zeigt die subakute Endokarditis einen langsamen und schleichenden Verlauf mit schwieriger Diagnose.

Folgende Symptome können im Rahmen einer Endokarditis lenta auftreten:

- **Unklares Fieber**, meist nicht mehr als 39 °C, Nachtschweiß, Mattigkeit, Gewichtsverlust, Herzbeschwerden. Hohes Fieber und Schüttelfrost können nicht ausgeschlossen werden, sind aber eher selten.
- **Herzgeräusche**, die von einer durch Bakterienansiedlung verursachten Klappeninsuffizienz oder -stenose herrühren, können vorkommen und sich im Laufe der Erkrankung verändern.
- **Embolien** können durch bakterielle Wucherungen am Endokard entstehen und zum Herzinfarkt, Gehirnschlag, Niereninfarkt mit Hämaturie oder Mesenterialinfarkt führen. Mikroembolien können zu schmerzhaften rötlichen Knötchen an den Fingern und Zehen führen und werden als **Osler-Knötchen** bezeichnet. Diese gelten für den Heilpraktiker bei bestehender Symptomatik als Verdachtszeichen. Typisch sind auch Splitterblutungen unter den Nägeln oder Netzhautblutungen.
- **Petechien** (punktförmige Kapillarblutungen) können sich am Oberkörper und an den distalen Enden der Extremitäten zeigen.
- **Anämie**, evtl. auch Milzschwellung

**51.** **Welche der folgenden Aussagen zur Perikarditis (Herzbeutelentzündung) treffen zu?**

1. Eine Perikarditis kann infolge eines Myokardinfarkts entstehen.
2. Ein Erguss im Herzbeutel kann zur Behinderung der Diastole führen.
3. Bei einem Perikarderguss sind typischerweise laute Herztöne festzustellen.
4. Bei der trockenen Perikarditis kommt es zu schmerzhaften Reibegeräuschen über dem Herz.
5. Eine Entzündung des Herzmuskels (Myokarditis) kann auf den Herzbeutel übergreifen.

❏ A) Alle Aussagen sind richtig.
❏ B) Nur die Aussagen 1, 2, 3 und 4 sind richtig.
❏ C) Nur die Aussagen 1, 2, 4 und 5 sind richtig.
❏ D) Nur die Aussagen 1, 2 und 5 sind richtig.
❏ E) Nur die Aussagen 2, 3, 4 und 5 sind richtig.

**51.** **Antwort und Kommentar**

Die Lösung **C** ist richtig.

Ursachen einer akuten oder chronischen Perikarditis können sein:

- Infektionen, z. B. mit Streptokokken, Staphylokokken, Haemophilus influenzae, Influenzaviren
- Autoimmunerkrankungen wie rheumatoide Arthritis, Kollagenosen (Lupus erythematodes, Sklerodermie)
- Urämie (Anstieg harnpflichtiger Substanzen im Blut)
- während oder nach einem Herzinfarkt
- Myokarditis
- Traumen
- Perforierendes Magenkarzinom
- idiopathisch

Hinsichtlich der Symptomatik ist die trockene (Pericarditis sicca) von der feuchten Perikarditis (Pericarditis exsudativa = Perikarderguss) zu unterscheiden.

Bei der akuten Form sind Herzbeschwerden, Dyspnoe und Fieber typisch. Die leichten bis starken retrosternalen Schmerzen können in den Hals und die Schulter ausstrahlen, sind aber im Gegensatz zu ischämischen Schmerzen lageabhängig und verstärken sich beim Husten und Pressen.

Die trockene Perikarditis zeigt sich mit schmerzhaften herzschlagsynchronen Reibegeräuschen über dem Herz.

Ein Perikarderguss führt zur Behinderung der Ventrikelfüllung mit venösen Stauungszeichen (gestaute Halsvenen), arterieller Hypotonie und leisen Herztönen.

**52.** **Welche der im Folgenden genannten Faktoren führen typischerweise zu angeborenen Herzfehlern?**

1. Alkoholkonsum während der Schwangerschaft
2. Infektion der Mutter des Ungeborenen
3. chromosomale Defekte
4. Diabetes mellitus der Mutter
5. Sauerstoffmangel der Mutter

❏ A) Alle Aussagen sind richtig.
❏ B) Nur die Aussagen 1, 2 und 4 sind richtig.
❏ C) Nur die Aussagen 1, 3 und 5 sind richtig.
❏ D) Nur die Aussagen 2, 3 und 4 sind richtig.
❏ E) Nur die Aussagen 3, 4 und 5 sind richtig.

**52.** **Antwort und Kommentar**

Die Lösung **A** ist richtig.

Angeborene Herzfehler entstehen überwiegend durch äußere Einflüsse während des ersten Schwangerschaftsdrittels:

- **Infektionen** der Mutter: Solange im Blut der Mutter Immunglobuline der Klasse M zirkulieren, kann das ungeborene Kind vor den eindringenden Erregern nicht geschützt werden. Typische Infektionen, die zur Embryopathie führen, sind Röteln, Windpocken, Zytomegalie und Toxoplasmose.
- **Sauerstoffmangel** der Mutter z. B. durch Bewusstseinsverlust
- **Medikamente** (z. B. Zytostatika)
- **Alkohol- oder Drogenmissbrauch** der Mutter
- **Diabetes mellitus** der Mutter

Auch **Chromosomale Zelldefekte**, z. B. bei Trisomie 21 (Down-Syndrom), gehen recht häufig mit Herzfehlern einher.

Ungefähr 1 % der Neugeborenen weist angeborene Herzfehler auf! Diese werden meist im Rahmen der Untersuchung der Neugeborenen festgestellt und sind damit pathophysiologisch kein Prüfungsthema für die Heilpraktikeranwärter. Gleichwohl kann man erwarten, dass der Heilpraktikeranwärter bestimmte Begriffe wie offener Ductus Botalli oder Fallot-Tetralogie zuordnen kann.

Folgende angeborenen Herzfehler sind infolge der diagnostischen Möglichkeit für den Heilpraktikeranwärter Prüfungsthemen: Aortenklappeninsuffizienz, Aortenisthmusstenose, Mitralklappenprolaps.

**53.** **Welche der folgenden Aussagen zur Aortenklappeninsuffizienz treffen zu?**

1. Am Anfang besteht eine große Blutdruckamplitude.
2. Im dekompensierten Stadium findet sich eine arterielle Hypotonie.
3. Es besteht typischerweise eine weicher Radialispuls.
4. Typisch sind Herzpalpitationen.
5. Bei ausgeprägter Form kann ein sogenannter Kapillarpuls auftreten.

❑ A) Nur die Aussagen 1, 2, 4 und 5 sind richtig.
❑ B) Nur die Aussagen 1, 3 und 5 sind richtig.
❑ C) Nur die Aussagen 2, 3 und 4 sind richtig.
❑ D) Nur die Aussagen 2 und 5 sind richtig.
❑ E) Alle Aussagen sind richtig.

**53.** **Antwort und Kommentar**

→ Die Lösung **A** ist richtig.

Unter Aortenklappeninsuffizienz versteht man die Unfähigkeit der Aortenklappe, in der Diastole vollständig zu schließen. Sie kann angeboren sein, ist aber häufiger durch bakterielle oder rheumatische Endokarditis erworben.

Um die teilweise deutlichen und schwerwiegenden Symptome aufzählen zu können, müssen Sie die Pathophysiologie verstanden haben: Während der Diastole kann durch die nicht vollständig geschlossene Aortenklappe Blut in die linke Kammer zurückfließen. Dies wird als **Pendelblut** bezeichnet. Dadurch wird der **diastolische Blutdruck erniedrigt**. Infolge des Pendelblutes, des Bluteinstroms vom linken Vorhof und des Sauerstoffmangels in der Peripherie kommt es zur **Hypertrophie des linken Herzmuskels**. Das systolische Schlagvolumen vergrößert sich, der **systolische Blutdruck steigt**.

Typische Symptome der kompensierten Aortenklappeninsuffizienz sind:

- **große Blutdruckamplitude** (Leitsymptom)
- **kräftiger Radialispuls** („Wasserhammerpuls")
- sichtbare **pulsierende Halsschlagader**
- sichtbares pulssynchrones Kopfnicken (**Musset-Zeichen**) infolge des hohen Schlagvolumens
- pulssynchrones Erblassen und Erröten an den Fingernägeln bei leichtem Druck (sogenannter **Kapillarpuls**)
- Herzpalpitationen (subjektive Empfindung des verstärkten und beschleunigten Herzschlags)
- Schwindelanfälle und **Angina-pectoris-Beschwerden**
- **Diastolikum** mit Punctum maximum im 2. ICR parasternal rechts

Bei Überschreiten des kritischen Herzgewichts geht die Erkrankung in die dekompensierte Phase über, mit Lungenrückstau und Asthma cardiale als Manifestation.

**54.** **Welche Aussagen zur Aortenklappenstenose sind richtig?**

1. In der kompensierten Phase zeigt sich eine große Blutdruck-amplitude.
2. Ein Schwirren über den Halsschlagadern ist feststellbar.
3. Bei der Auskultation findet sich ein Punctum maximum im 2. ICR parasternal rechts.
4. Asthma cardiale kann nicht auftreten.
5. Bei körperlichen Belastungen kann unvorhergesehen ein Ohnmachtsanfall auftreten.

- ❑ A) Nur die Aussagen 1, 2, 3 und 5 sind richtig.
- ❑ B) Nur die Aussagen 1, 3 und 5 sind richtig.
- ❑ C) Nur die Aussagen 2, 3 und 5 sind richtig.
- ❑ D) Nur die Aussagen 2 und 4 sind richtig.
- ❑ E) Alle Aussagen sind richtig.

**55.** **Welche der folgenden Aussagen über den Mitralklappenprolaps treffen zu?**

1. Es handelt sich um eine Vorwölbung des Mitralsegels in den linken Vorhof während der Systole.
2. Auskultatorisch kann häufig ein kurzes systolisches Geräusch wahrgenommen werden.
3. Es handelt sich in der Regel um eine schwere Mitralklappen-insuffizienz.
4. Typisch sind Herzstechen, Herzrhythmusstörungen und Belastungsdyspnoe.
5. Die Mehrzahl der Betroffenen ist beschwerdefrei.

- ❑ A) Nur die Aussage 2 ist richtig.
- ❑ B) Nur die Aussagen 1, 2 und 5 sind richtig.
- ❑ C) Nur die Aussagen 1, 2, 3 und 4 sind richtig.
- ❑ D) Nur die Aussagen 1, 3 und 4 sind richtig.
- ❑ E) Nur die Aussagen 2, 3 und 4 sind richtig.

**54.** Antwort und Kommentar

Die Lösung **C** ist richtig.

Unter Aortenklappenstenose versteht man die Unfähigkeit der Aortenklappe, sich in der Systole vollständig zu öffnen.

Bei der Aortenklappenstenose **hypertrophiert** der linke Herzmuskel, um den erhöhten Widerstand der verengten Aortenklappe zu überwinden. In der dekompensierten Phase dilatiert schließlich die linke Herzkammer. Es kommt zum allmählichen **Rückstau** in den Lungenkreislauf, mit der Ausbildung von Belastungs- und später Ruhedyspnoe.

Typische Symptome der kompensierten Aortenklappenstenose sind:

- Bei **körperlicher Belastung** kann das linke Herz infolge der Aortenklappenstenose das Herzminutenvolumen nicht adäquat steigern, die Folge sind plötzliche Atemnot, Schwindel und Synkopen. Auch Angina-pectoris-Beschwerden und Herzrhythmusstörungen können daraus resultieren.
- Der **arterielle Blutdruck** kann niedrig und die Blutdruckamplitude klein sein (z. B. 100/80).
- **Systolikum** im 2. ICR parasternal rechts. Das Klappengeräusch ist so stark, dass es als Schwirren über den Halsschlagadern palpierbar ist.
- Der **2. Herzton** (Taschenklappenschlusston) ist charakteristisch leiser.

**55.** Antwort und Kommentar

Die Lösung **B** ist richtig.

Ein Mitralklappenprolaps ist eine Vorwölbung eines oder beider Mitralklappensegel in den linken Vorhof während der Austreibungsphase der Kammern.

Die meisten Patienten sind beschwerdefrei. Folgendes kann zudem auftreten:

- Charakterisiert wird der Mitralklappenprolaps durch ein spätsystolisches Geräusch, welches als Knall oder Klicken wahrgenommen wird. Daher auch die Bezeichnung „Klick-Syndrom".
- In einigen Fällen kann aus dem Mitralklappenprolaps eine leichte oder seltener eine schwere Mitralklappeninsuffizienz resultieren.
- Belastungsdyspnoe, Schwindel, Brustschmerzen und Herzrhythmusstörungen können auftreten, sind aber eher selten.

**56.** **Welche der folgenden Aussagen zur Aortenisthmusstenose treffen zu? Wählen Sie drei Antworten!**

❑ A) Sie ist typischerweise erworben.

❑ B) Sie ist typischerweise angeboren.

❑ C) Sie kann zu einem Blutdruckunterschied zwischen rechtem und linkem Arm führen.

❑ D) Sie kann zu Hypertonie in Kopf und Armen sowie zur Hypotonie in Bauch und Beinen führen.

❑ E) Die Femoralispulse sind stärker als die Radialispulse.

**56. Antwort und Kommentar**

Die Lösungen **B**, **C** und **D** sind richtig.

Die Aortenisthmusstenose stellt eine angeborene Verengung der Aorta dar und macht ca. 5 % aller angeborenen Herz- und Gefäßmissbildungen aus. Häufig korrespondiert sie mit anderen Herzfehlern. In 90 % der Fälle tritt die Verengung nach den drei Gefäßabgängen des Aortenbogens auf, in 10 % der Fälle befindet sie sich zwischen dem ersten (Truncus brachiocephalicus) und dem zweiten (Arteria carotis communis sinistra) Gefäßabgang.

Je nach Lokalisation der Aortenisthmusstenose sind folgende Symptome möglich:

- Besteht die Verengung der Aorta nach den drei Abgängen, so kommt es zu einer erhöhten Durchblutung von Kopf und oberen Extremitäten sowie zu einer Minderdurchblutung der unteren Körperhälfte. Die Patienten berichten von Kopfschmerzen, Hitzegefühl in Kopf und Armen sowie Schwindel. Der Radialispuls ist deutlich fühlbar und hart, der Femoralispuls auffällig abgeschwächt.
- Eine Verengung vor der Arteria subclavia sinistra führt zu einer Blutdruckdifferenz zwischen rechtem Arm (höherer Druck) und linkem Arm (niedrigerer Druck).
- Häufig findet sich über der Verengung ein leises systolisches Geräusch.
- Die Gefäße der oberen Körperpartie können dilatieren und Aneurysmen entwickeln. In der Regel bestehen eine Hypertrophie der linken Herzkammer und die Gefahr der Bildung einer Arteriosklerose.

**57.** **Welche der folgenden Aussagen zu Herzgeräuschen treffen zu?**

1. Herzgeräusche sind physiologisch und treten im Rahmen der Herzphasen auf.
2. Herzgeräusche ohne weitere Beschwerden können bei Kindern unbedenklich sein.
3. Herzgeräusche treten u. a. bei Klappenfehlern auf.
4. Herzgeräusche können im Rahmen einer veränderten Blutviskosität entstehen.
5. Herzgeräusche besitzen immer eine pathologische Aussagekraft.

❏ A) Alle Aussagen sind richtig.
❏ B) Nur die Aussagen 1, 2, 3 und 4 sind richtig.
❏ C) Nur die Aussagen 3, 4 und 5 sind richtig.
❏ D) Nur die Aussagen 2, 3 und 5 sind richtig.
❏ E) Nur die Aussagen 2, 3 und 4 sind richtig.

**57. Antwort und Kommentar**

Die Lösung **E** ist richtig.

Herzgeräusche sind im Gegensatz zu Herztönen nicht physiologisch, besitzen jedoch nicht immer eine pathologische Aussagekraft.

Je nach Ursache werden folgende Herzgeräusche unterschieden:

- **Organische Herzgeräusche** entstehen durch Insuffizienzen oder Stenosen von Herzklappen, sind in bestimmten Arbeitsphasen des Herzens rhythmisch zu hören und nicht lagerungsabhängig.
- **Funktionelle Herzgeräusche** entstehen durch eine schnellere Blutfließgeschwindigkeit (Tachykardie, z. B. bei Fieber, körperlicher Arbeit) oder durch eine veränderte Blutzusammensetzung (z. B. bei Anämie oder Polyzythämie). Sie sind teilweise lagerungsabhängig.
- **Akzidentielle Herzgeräusche** (akzidentiell = zufällig) können in der Wachstumsphase bei Kindern und Jugendlichen auftreten und sind lagerungsabhängig. Wenn keine weiteren Symptome auftreten, sind sie als nicht pathologisch zu bewerten.

**58.** Bei welchem Klappenfehler kann sich ein systolisches Herzgeräusch finden?

❑ A) Aortenklappeninsuffizienz

❑ B) Aortenklappenstenose

❑ C) Mitralklappenstenose

❑ D) Pulmonalklappeninsuffizienz

❑ E) Trikuspidalklappenstenose

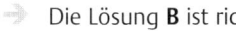 **58.** **Antwort und Kommentar**

→ Die Lösung **B** ist richtig.

Heilpraktiker müssen nicht in der Lage sein, bestimmte Herzfehler anhand der Auskultation diagnostizieren zu können. Dies gehört in die Hände von Spezialisten, den Kardiologen. Sehr wohl kann man vom Heilpraktikeranwärter aber verlangen, aufgrund der anatomischen und physiologischen Kenntnisse, bestimmten Herzfehlern ein diastolisches oder systolisches Herzgeräusch zuordnen zu können.

Zum Erlernen der Herzgeräusche gibt es einen „Trick". Dazu stellen Sie sich immer zwei Fragen, um das bestimmte Herzgeräusch festzustellen. Beispiel Aortenklappenstenose:

- 1. Frage: Was ist eine Aortenklappenstenose? Antwort: Die Aortenklappe öffnet nicht richtig.
- 2. Frage: Wann soll die Aortenklappe öffnen? Antwort: In der Systole.
- Jetzt haben Sie das Ergebnis: Eine Aortenklappenstenose verursacht ein systolisches Geräusch.

Beispiel Aortenklappeninsuffizienz:

- 1. Frage: Was ist eine Aortenklappeninsuffizienz? Antwort: Die Aortenklappe schließt nicht richtig.
- 2. Frage: Wann soll die Aortenklappe schließen? Antwort: In der Diastole.
- Ergebnis: Die Aortenklappeninsuffizienz verursacht ein diastolisches Geräusch.

Beispiel Mitralklappenstenose:

- 1. Frage: Was ist eine Mitralklappenstenose? Antwort: Die Mitralklappe öffnet nicht richtig.
- 2. Frage: Wann soll die Mitralklappe öffnen? Antwort: In der Diastole.
- Ergebnis: Die Mitralklappenstenose verursacht ein diastolisches Geräusch.

**59.** **Welche der folgenden Erkrankungen bzw. Faktoren können Herzrhythmusstörungen auslösen?**

1. Koronarsklerose
2. In vielen Fällen können keine organischen Ursachen festgestellt werden.
3. veränderte Elektrolytwerte im Blut
4. hormonelle Erkrankungen
5. Mitralklappenfehler

❏ A) Alle Aussagen sind richtig.
❏ B) Nur die Aussagen 1, 3 und 4 sind richtig.
❏ C) Nur die Aussagen 2, 3 und 5 sind richtig.
❏ D) Nur die Aussagen 1, 2 und 4 sind richtig.
❏ E) Nur die Aussagen 3, 4 und 5 sind richtig.

**59.** **Antwort und Kommentar**

Die Lösung **A** ist richtig.

Unter Herzrhythmusstörungen versteht man alle Abweichungen der Herzaktion von der normalen Herzfrequenz.

Generell lassen sich Herzrhythmusstörungen in drei Kategorien unterteilen:

- nach der **Frequenz** in bradykarde und tachykarde Rhythmusstörungen
- nach der **Lokalisation** in ventrikuläre (in der Kammer gelegene) und supraventrikuläre (oberhalb der Kammer gelegene) Rhythmusstörungen
- nach der **Entwicklung** in Reizbildungsstörungen und Reizleitungsstörungen

Hier sei erwähnt, dass die teilweise sehr komplexen Krankheitsbilder der Herzrhythmusstörungen nicht von Heilpraktikern wiedergegeben bzw. diagnostiziert werden müssen. Jedoch sind bestimmte Begriffe häufig vorkommender Herzrhythmusstörungen Gegenstand des Prüfungskatalogs, z. B. Tachykardie, Bradykardie, Vorhofflimmern, Kammerflimmern oder essenzielle paroxysmale Tachykardie.

Folgende Ursachen von Herzrhythmusstörungen sind relevant:

- Alle **Erkrankungen am Herz** können zu Störungen des Herzreizleitungssystems führen, z. B. KHK, Myokarditis, Klappenfehler (v. a. Mitralklappenfehler durch Stauungen in den Vorhof und dadurch Beeinträchtigung des in der Vorhofwand liegenden Reizleitungssystems).
- Bei den **Erkrankungen außerhalb des Herzens** seien v. a. Hyper- und Hypothyreose, Hypo- und Hyperkaliämie, Medikamente, Toxine, Hirndrucksteigerung, Bluthochdruck, Alkoholexzess und Sauerstoffmangel erwähnt.
- Häufig ist eine organische Veränderung im Körper nicht nachweisbar. Man bezeichnet die Erkrankung dann als **„idiopathisch".**

**60.** **Welche der folgenden Aussagen zu Vorhofflattern bzw. Vorhof-flimmern treffen zu?**

1. Kann ohne offensichtliche Herzerkrankung vorkommen.
2. Führt in der Regel zu Kammerflimmern.
3. Kann zur absoluten Arrhythmie führen.
4. Kann auch asymptomatisch verlaufen.
5. Die Diagnose wird üblicherweise durch die Pulszählung an der Halsschlagader gestellt.

❏ A) Nur die Aussagen 1, 2 und 3 sind richtig.
❏ B) Nur die Aussagen 1, 3 und 4 sind richtig.
❏ C) Nur die Aussagen 3 und 5 sind richtig.
❏ D) Nur die Aussagen 1 und 5 sind richtig.
❏ E) Nur die Aussagen 3, 4 und 5 sind richtig.

**61.** **Welche der folgenden Aussagen zu Kammerflimmern trifft zu?**

❏ A) Kammerflimmern ist in der Regel nicht tödlich.
❏ B) Die kardiale Auswurfleistung ist herabgesetzt, kann die Körper-zellen in Ruhe jedoch noch ausreichend versorgen.
❏ C) Die Vorhofmuskulatur übernimmt die Arbeit der Kammermus-kulatur.
❏ D) Kammerflimmern gleicht hämodynamisch einem Herzstillstand.
❏ E) Bei Kammerflimmern ist die Atemspende die primäre Therapie.

**60.** **Antwort und Kommentar**

→ Die Lösung **B** ist richtig.

Vorhofflattern bezeichnet eine schnelle aber konstante Vorhofkontraktion mit einer Frequenz von bis zu 350, während Vorhofflimmern einen chaotisch schnellen Rhythmus über 350 darstellt. Vorhofflattern ist seltener als Vorhofflimmern.

Zu den typischen Ursachen zählen alle Erkrankungen im Herz, Hypertonie, Hyperthyreose, Elektrolytstörungen (v. a. Abweichungen der Kaliumwerte) und Alkoholexzesse. Häufig lässt sich keine organische Ursache feststellen (v. a. bei Vorhofflimmern).

Vorhofflattern kann auch beschwerdefrei verlaufen. Manchmal treten auch nur Herzstolpern, kurzfristige Atemnot und Blutdruckabfall auf. Die Symptome sind abhängig von der AV-Überleitung und der daraus resultierenden Kammerfrequenz. Ein Kammerflimmern kommt in der Regel nicht vor, wohl aber eine Tachyarrhythmie, auch als absolute Arrhythmie bezeichnet. Es handelt sich um eine Herzfrequenz ohne eigentlichen Herzrhythmus, die v. a. bei Vorhofflimmern auftritt und Schwindel, Atemnot, retrosternales Druckgefühl und Synkopen verursacht.

Es besteht die Gefahr einer Thrombenbildung im linken Vorhof mit Entwicklung einer Embolie (z. B. Schlaganfall).

Die Diagnose wird vom Arzt mittels EKG gestellt.

**61.** **Antwort und Kommentar**

→ Die Lösung **D** ist richtig.

Kammerflimmern stellt eine schnelle und chaotische Kammerkontraktion mit einer Schlagfrequenz über 350 pro Minute dar. Es handelt sich immer um einen Notfall, der eine sofortige Defibrillation erfordert. Die kardiale Auswurfleistung liegt bei Null. Das Myokard kontrahiert sich so schnell, dass die Herzklappen nicht mehr regulär öffnen und schließen können und somit kein Blutfluss entsteht. Kammerflimmern kommt dem Herzstillstand gleich.

**62.** **Welche Wirkung besitzen Herzglykoside am Herz! Wählen Sie zwei Antworten!**

❏ A) Die Herzfrequenz wird gesteigert.
❏ B) Die Herzmuskelkraft wird gesteigert.
❏ C) Die Herzmuskelkraft wird gesenkt.
❏ D) Die Erregungsleitungsgeschwindigkeit nimmt zu.
❏ E) Die Reizleitungsschwelle wird herabgesetzt.

**63.** **Welche Beschwerden sprechen typischerweise für eine Digitalisvergiftung?**

1. Hautausschläge
2. unregelmäßiger Herzschlag
3. Übelkeit und Erbrechen
4. Rot-Gelb-Grün-Sehen
5. Hypertonie

❏ A) Nur die Aussagen 1, 2, 3 und 4 sind richtig.
❏ B) Nur die Aussagen 1, 2 und 3 sind richtig.
❏ C) Nur die Aussagen 2, 3 und 4 sind richtig.
❏ D) Nur die Aussagen 3, 4 und 5 sind richtig.
❏ E) Alle Aussagen sind richtig.

**62.** **Antwort und Kommentar**

⇒ Die Lösungen **B** und **E** sind richtig.

Herzglykoside werden vom Arzt v.a. bei dekompensierter Herzinsuffizienz eingesetzt. Die Wirkungen müssen vom Heilpraktiker gelernt werden!

Herzglykoside haben am Herz folgende Wirkung:

- Die **Herzmuskelkraft** wird gesteigert und dadurch das Herzminutenvolumen erhöht.
- Die **Herzfrequenz** wird gesenkt.
- Die Geschwindigkeit der **Erregungsleitung** nimmt ab.
- Die **Herzreizleitungsschwelle** wird herabgesetzt.

Achtung: Kalzium verstärkt, Kalium vermindert die Wirkung von Herzglykosiden!

**63.** **Antwort und Kommentar**

⇒ Die Lösung **C** ist richtig.

Die therapeutische Dosierungsbreite von Herzglykosiden ist gering, sodass rasch eine Digitalisintoxikation entstehen kann. Die Symptome gehören zum Prüfungskatalog und werden fortwährend gefragt:

- **Herzrhythmusstörungen**, v.a. extreme Bradykardie, im schlimmsten Fall jedoch auch Kammerflimmern
- **Magen-Darm-Beschwerden** wie Bauchschmerzen, Übelkeit, Erbrechen und Durchfall
- **Farbensehen** (20% der Patienten), zum Teil auch Wolkensehen

**64.** **Welche der folgenden Aussagen zum Aneurysma treffen zu?**

1. Als Komplikation ist ein Volumenmangelschock zu erwarten.
2. Ein Aneurysma kann zur Lungenembolie führen.
3. Ein Aneurysma kann zur Venenentzündung führen.
4. Aneurysmen verursachen häufig keine Beschwerden.
5. Es handelt sich um eine arterielle Entzündung (Arteriitis).

❑ A) Nur die Aussagen 1, 2 und 4 sind richtig.
❑ B) Nur die Aussagen 1 und 4 sind richtig.
❑ C) Nur die Aussagen 1, 2 und 5 sind richtig.
❑ D) Nur die Aussagen 2 und 4 sind richtig.
❑ E) Nur die Aussagen 3 und 5 sind richtig.

**64.** **Antwort und Kommentar**

→ Die Lösung **B** ist richtig.

Als Aneurysma bezeichnet man eine Ausbuchtung von meist großen **Arterien** des Körperkreislaufs infolge einer Wandschwäche. Häufig sind die Bauchaorta, die Beckenschlagadern und die Femoralarterien betroffen.

Aneurysmen können angeboren (v. a. bei Subarachnoidalgefäßen) oder erworben sein (häufig im Rahmen von Arteriosklerose und Bluthochdruck, seltener infolge von Arteriitis und Traumen).

Meist verursachen Aneurysmen keine Beschwerden. Folgende Symptomatik kann bestehen:

- Große Aneurysmen kommen v. a. an der Aorta abdominalis vor und können anhaltende bohrende **Schmerzen** verursachen. Patienten können von Fremdkörpergefühl und Pulsation in der Bauchregion berichten. In einigen Fällen lässt sich bei der Palpation des Abdomens ein **pulsierender Tumor** feststellen.
- Über dem Aneurysma kann bei der Auskultation ein **Gefäßgeräusch** zu hören sein.
- Aneurysmen können ohne vorherige Symptomatik **rupturieren** (reißen) und damit schnell zum hypovolämischen Schock führen. Im Gehirn kann es ohne Vorwarnung zur Subarachnoidalblutung kommen.

Zu Aussage 2: Eine Lungenembolie kann nur durch Thrombenbildung im venösen System entstehen. Eine arterielle Embolie infolge eines Aneurysmas ist jedoch möglich.

**65.** **Welche der folgenden Aussagen zur arteriellen Hypotonie treffen zu?**

1. Von einer arteriellen Hypotonie spricht man, wenn der systolische Blutdruck über einen längeren Zeitraum unter 100 mmHg liegt.
2. Eine arterielle Hypotonie kann hormonelle Ursachen haben.
3. Eine arterielle Hypotonie kann zu Beschwerden führen, aber nicht zu organischen Störungen.
4. Patienten mit primärer arterieller Hypotonie zeigen meist eine Bradykardie.
5. Patienten mit primärer arterieller Hypotonie leiden häufig unter kalten, blassen Händen und Füßen.

❑ A) Nur die Aussagen 1, 2, 4 und 5 sind richtig.
❑ B) Nur die Aussagen 1, 3 und 4 sind richtig.
❑ C) Nur die Aussagen 2, 3 und 5 sind richtig.
❑ D) Nur die Aussagen 4 und 5 sind richtig.
❑ E) Alle Aussagen sind richtig.

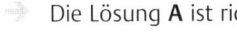 **65.** **Antwort und Kommentar**

⇒ Die Lösung **A** ist richtig.

Von einer arteriellen Hypotonie spricht man, wenn die Blutdruckwerte chronisch erniedrigt sind. Der Blutdruck muss für die Diagnose mindestens drei Mal gemessen werden.

Hypotoniewerte:

- systolischer Wert beim Mann unter 110 mmHg und bei der Frau
  unter 100 mmHg
- diastolischer Wert unter 60 mmHg

Die **essenzielle Hypotonie** ist die häufigste Form. Es finden sich
keine feststellbaren Ursachen. Häufig sind Menschen mit Hypotonie
schlank oder betreiben Sport. Frauen sind häufiger betroffen. Statistisch gesehen besitzen Menschen mit primärer Hypotonie eine höhere Lebenserwartung. Bei der **sekundären Hypotonie** sind andere
Erkrankungen bzw. Umstände für den niedrigen Blutdruck verantwortlich, z. B. Hypovolämie, Herzklappenfehler, Herzinsuffizienz,
Hypothyreose, Addison-Krankheit, Medikamente (z. B. Psychophar-
maka, Sedativa), Bettlägerigkeit, nach Operationen.

Folgende Beschwerden werden von Hypotonikern angegeben:

- Mattigkeit, eingeschränkte Konzentrationsfähigkeit
- Schwindel, Schwarzwerden vor den Augen, Ohnmacht
- in Ruhe Bradykardie, bei Anstrengung Tachykardie
- Kopfschmerzen, Ohrensausen
- kalte und blasse Extremitäten
- Schlafstörungen, innere Unruhe

**66.** Welche der folgenden Aussagen zum Orthostase-Syndrom treffen zu? Wählen Sie zwei Antworten!

❏ A) Nach einem plötzlichen Aufstehen kann es zur kurzfristigen Ohnmacht kommen.

❏ B) Nach einem plötzlichen Aufstehen kommt es zum Blutdruckanstieg mit Schwindel und Übelkeit.

❏ C) Wird durch Faustschlussprobe nachgewiesen.

❏ D) Wird durch den Schellong-Test nachgewiesen.

❏ E) Wird durch den Ratschow-Test nachgewiesen.

**66.** **Antwort und Kommentar**

→ Die Lösungen **A** und **D** sind richtig.

Das Orthostase-Syndrom wird auch als orthostatische Hypotonie bezeichnet. Infolge eines plötzlichen Aufstehens aus liegender Position oder auch während längerem Stehen kommt es zum Absacken des Blutdrucks, systolisch charakteristisch um 20 mmHg und diastolisch um 10 mmHg. Daraus resultieren Schwindel, Ohrensausen, „Schwarzwerden" vor den Augen sowie kurzfristige Bewusstlosigkeit.

Wenn der Körper aus einer liegenden Position plötzlich in die aufrechte Körperhaltung (Orthostase) gerät, dann versackt infolge der Schwerkraft kurzfristig das venöse Blut in den Kapazitätsvenen der Beine und des Beckens, und der Blutdruck fällt vorübergehend ab. Durch Regulationsmechanismen (Pressorezeptoren im Aortenbogen und Karotissinus) wird der Blutdruck im Normalfall rasch wieder normalisiert. Bei der orthostatischen Hypotonie sind diese Kreislaufregulationen gestört.

Durch den **Schellong-Test** kann das Orthostase-Syndrom nachgewiesen werden:

- Blutdruck und Puls werden im Liegen gemessen.
- Dann bei aufrechter Belastung erneutes Messen von Blutdruck und Puls.
- Bei Personen mit Orthostase-Syndrom sinkt der systolische Wert um 20 und der diastolische Wert um 10 mmHg.

Zu Aussage C: Eine Faustschlussprobe gibt Aufschluss über eine arterielle Verschlusskrankheit der oberen Extremitäten.

Zu Aussage E: Die Ratschow-Lagerungsprobe gibt Aufschluss über eine arterielle Verschlusskrankheit der unteren Extremitäten.

**67.** **Welche der folgenden Aussagen zu Bluthochdruckwerten treffen zu?**

1. Von Bluthochdruck spricht man nur dann, wenn mindestens drei Mal hintereinander ein erhöhter Blutdruck gemessen wurde.
2. Eine arterielle Hypertonie liegt vor, wenn der diastolische sowie der systolische Wert über den Normalwerten liegen.
3. Ein systolischer Wert von 145 mmHg wird als Bluthochdruck angesehen.
4. Ein diastolischer Wert von 92 mmHg wird als Bluthochdruck angesehen.
5. Ein Blutdruck von 135/88 ist nicht als pathologisch zu werten.

❏ A) Nur die Aussagen 1, 3, 4 und 5 sind richtig.
❏ B) Nur die Aussagen 1, 2 und 5 sind richtig.
❏ C) Nur die Aussagen 2 und 5 sind richtig.
❏ D) Nur die Aussagen 3 und 4 sind richtig.
❏ E) Alle Aussagen sind richtig.

**67.** **Antwort und Kommentar**

Die Lösung **A** ist richtig.

Die Diagnose eines Bluthochdrucks wird erst nach mindestens drei Mal erhöht gemessenen Werten bei unterschiedlichen Gelegenheiten gestellt.

Von einer arteriellen Hypertonie wird gesprochen, wenn entweder der **systolische Wert über 139** oder der **diastolische Wert über 89** mmHg liegt.

Tab. 1 Beurteilung von Blutdruckwerten.

| normaler Blutdruck | ● systolischer Blutdruck unter 130 und diastolisch unter 85 mmHg ● „noch" normal: systolisch bis 139 und diastolisch bis 89 mmHg |
|---|---|
| leichte Hypertonie | ● systolisch ab 140–159 mmHg ● diastolisch ab 90–99 mmHg |
| mittelschwere Hypertonie | ● systolisch ab 160–179 mmHg ● diastolisch ab 100–109 mmHg |
| schwere Hypertonie | ● systolisch ab 180 mmHg ● diastolisch ab 110 mmHg |
| isolierte systolische Hypertonie (z. B. bei Hyperthyreose) | ● systolisch ab 140 mmHg ● diastolisch unter 90 mmHg |

**68.** **Welche der folgenden Aussagen zur essenziellen Hypertonie treffen zu?**

1. Die essenzielle Hypertonie kommt am häufigsten vor.
2. Begünstigender Faktor zur Entstehung einer essenziellen Hypertonie ist Bewegungsmangel.
3. Die essenzielle Hypertonie tritt häufig im Zusammenhang mit Erkrankungen des metabolischen Syndroms auf.
4. Es liegt ein Bluthochdruck ohne eine weitere Erkrankung vor.
5. Frauen im Klimakterium sind häufiger von der essenziellen Hypertonie betroffen.

❏ A) Nur die Aussagen 1, 2, 3 und 4 sind richtig.
❏ B) Nur die Aussagen 1, 3, 4 und 5 sind richtig.
❏ C) Nur die Aussagen 2, 3, 4 und 5 sind richtig.
❏ D) Nur die Aussagen 1, 2 und 3 sind richtig.
❏ E) Alle Aussagen sind richtig.

**69.** **Mit welchen Symptomen kann sich eine arterielle Hypertonie äußern?**

1. Kopfschmerzen
2. Knöchelödeme
3. Sehstörungen
4. Verläuft häufig ohne Beschwerden.
5. Ohrensausen

❏ A) Nur die Aussagen 1, 2, 3 und 4 sind richtig.
❏ B) Nur die Aussagen 1, 3 und 5 sind richtig.
❏ C) Nur die Aussagen 1, 3, 4 und 5 sind richtig.
❏ D) Nur die Aussage 4 ist richtig.
❏ E) Alle Aussagen sind richtig.

**68.** **Antwort und Kommentar**

⇥ Die Lösung **E** ist richtig.

Bei den Ursachen der arteriellen Hypertonie wird die essenzielle (primäre) Hypertonie von der sekundären unterschieden. In 90 % der Fälle liegt eine essenzielle Hypertonie vor, die durch eine Vasokonstriktion v. a. der Arteriolen entsteht. Die Diagnose wird erst nach Ausschluss der sekundären Formen gestellt.

Folgende begünstigende Faktoren für die Entstehung einer essenziellen Hypertonie sind bekannt:

- familiäre Häufung
- Bewegungsmangel
- Frauen in den Wechseljahren (Klimakterium)
- natriumreiche Ernährung

Das **metabolische Syndrom** (Wohlstandssyndrom) bezeichnet eine Anzahl von Krankheiten, die in den Industrieländern zusammen gehäuft auftreten:

- essenzielle Hypertonie
- Adipositas (übermäßige Fettleibigkeit)
- Hyperlipidämie bzw. Dyslipidämie
- pathologische Glukosetoleranz (Diabetes mellitus Typ II)
- Hyperurikämie (erhöhte Harnsäurewerte)

**69.** **Antwort und Kommentar**

⇥ Die Lösung **C** ist richtig.

In der Regel verläuft die essenzielle Hypertonie asymptomatisch, bis Schäden in den Zielorganen aufgetreten sind (z. B. Veränderungen in den Nieren, Arteriosklerose, KHK, Schlaganfall). Erst bei einer schweren Hypertonie kommt es infolge der hohen Werte zu Beschwerden:

- Kopfschmerzen, v. a. frühmorgendlich, die nach dem Aufstehen besser werden
- Schwindel, Sehstörungen
- Nasenbluten, Ohrensausen
- Müdigkeit, innere Unruhe, Depressionen
- Schlafstörungen
- Atemnot und Herzklopfen bei Belastung

Zu Aussage 2: Knöchelödeme treten bei Stauungsödemen (z. B. Rechtsherzinsuffizienz) oder Eiweißmangelödemen auf.

**70.** **Wie beraten Sie einen Patienten mit essenzieller Hypertonie (170/100)?**

1. Ausdauertraining ist eine wichtige Säule der Hypertonie-Therapie.
2. Eine medikamentöse Therapie ist nicht zu empfehlen.
3. Eine kaliumreiche Ernährung ist empfehlenswert.
4. Kaffee und Nikotin sind erlaubt.
5. Bei Übergewicht ist unbedingt eine Gewichtsreduzierung erforderlich.

❏ A) Nur die Aussagen 1, 2, 3 und 5 sind richtig.
❏ B) Nur die Aussagen 1, 2 und 5 sind richtig.
❏ C) Nur die Aussagen 1, 3 und 5 sind richtig.
❏ D) Nur die Aussagen 2, 3 und 4 sind richtig.
❏ E) Alle Aussagen sind richtig.

**70. Antwort und Kommentar**

Die Lösung **C** ist richtig.

Bei der Therapie eines Bluthochdrucks ist die **medikamentöse Behandlung** wichtig, um Folgeschäden an den Zielorganen zu vermeiden. Von den Ärzten werden v. a. ACE-Hemmer, Betablocker, Angiotensin-II-Antagonisten, Diuretika und Kalziumantagonisten eingesetzt. Daneben wird jedoch auch die nicht medikamentöse Therapie als entscheidend angesehen:

- Eine Gewichtsreduzierung bei bestehendem Übergewicht sollte unbedingt angestrebt werden.
- Auf salzarme und ballaststoffreiche Ernährung ist zu achten. Dabei sollte auf die Aufnahme von ungesättigten Fettsäuren achtgegeben werden.
- Eine kaliumreiche Ernährung mit Obst und Gemüse wirkt blutdrucksenkend (führt zur Vasodilatation der Arteriolen).
- Bewegung über einen längeren Zeitraum (Ausdauertraining) stellt einen entscheidenden Faktor dar.
- Kaffee und Nikotin wirken blutdrucksteigernd und sollten nicht mehr zur Verfügung stehen.
- Entscheidend ist auch Entspannungstraining bzw. Stressbewältigung.

**71.** **Welche der folgenden Aussagen zur hypertensiven Krise treffen zu?**

1. Eine hypertensive Krise ist eine Entgleisung des Bluthochdrucks mit systolischen Werten ab 190 mmHg und/oder diastolischen Werten ab 100 mmHg.
2. Eine hypertensive Krise kann zur akuten Linksherzinsuffizienz mit Lungenödem führen.
3. Bei einer hypertensiven Krise muss eine sofortige medikamentöse Blutdrucksenkung eingeleitet werden.
4. Eine hypertensive Krise kann zu Krampfanfällen führen.
5. Eine hypertensive Krise kann sich plötzlich innerhalb weniger Stunden aus einem normalen Blutdruck entwickeln.

❏ A) Nur die Aussagen 1, 3 und 5 sind richtig.
❏ B) Nur die Aussagen 1, 2 und 4 sind richtig.
❏ C) Nur die Aussagen 2 und 3 sind richtig.
❏ D) Nur die Aussagen 2, 3, 4 und 5 sind richtig.
❏ E) Alle Aussagen sind richtig.

**71.** **Antwort und Kommentar**

Die Lösung **D** ist richtig.

Eine hypertensive Krise, auch als **Hochdruckkrise** bezeichnet, ist immer als Notfall anzusehen. In erster Linie muss eine medikamentöse Senkung des hohen Blutdrucks erfolgen (z. B. mit Nifedipin).

Von einer hypertensiven Krise spricht man bei einem systolischen Wert **über 230 mmHg** und/oder einem diastolischen Wert von **über 130 mmHg**. Infolge des zu hohen Blutdrucks muss mit **akuten Organschäden** gerechnet werden. Folgende Gefahr besteht:

- **Akute Linksherzinsuffizienz** – die linke Kammermuskulatur kann den hohen Druck in den Hochdruckgefäßen des großen Kreislaufs nicht mehr bewältigen. Es kommt zum Rückstau von Blut in die Lunge mit Übertritt von Blutwasser in die Lungenbläschen (Lungenödem).
- **Gefäßruptur** mit meist letalem Ausgang – betroffen sind v. a. vorgeschädigte Gefäße (Arteriosklerose, Aneurysma).
- Hypertensive Enzephalopathie – der hohe Blutdruck kann zu Hirnschäden führen, z. B. Hirnödem, Krampfanfälle.
- Angina-pectoris-Anfall, Herzrhythmusstörungen

Die Ursache kann idiopathisch sein. Als sekundäre Ursache kommt ein Phäochromozytom (Überproduktion von Adrenalin im Nebennierenmark) in Betracht.

**72.** **Welche der folgenden Aussagen zur peripheren arteriellen Verschlusskrankheit (pAVK) der unteren Extremitäten treffen zu?**

1. Bei der sogenannten Schaufensterkrankheit leiden die Patienten unter Ruheschmerzen.
2. Therapie beim Stadium II (Belastungsschmerz) ist die Ruhigstellung.
3. Die Patienten leiden häufig unter schlecht heilenden Wunden und Pilzerkrankungen.
4. In der Regel berichten die Patienten von Hitzegefühl in den Beinen.
5. Im letzten Stadium muss mit einem Gangrän gerechnet werden.

❏ A) Nur die Aussagen 1, 2, 3 und 5 sind richtig.
❏ B) Nur die Aussagen 1, 3 und 5 sind richtig.
❏ C) Nur die Aussagen 2 und 4 sind richtig.
❏ D) Nur die Aussagen 3 und 5 sind richtig.
❏ E) Alle Aussagen sind richtig.

**72.** **Antwort und Kommentar**

→ Die Lösung **D** ist richtig.

Die periphere arterielle Verschlusskrankheit der unteren Extremitäten wird in vier Stadien unterteilt:

- **Stadium I**: Es besteht eine arteriosklerotische Gefäßeinengung, die aber noch zu keinen Beschwerden führt. Gefäßgeräusche können feststellbar sein, Pulse können abgeschwächt sein. Meist Zufallsbefund.
- **Stadium II**: Nach einer bestimmten Gehstrecke treten Muskelkrämpfe v. a. in den Waden oder im Bereich der Füße oder der Oberschenkel auf. Der Patient wird gezwungen, stehen zu bleiben. Dieser Umstand wird **Claudicatio intermittens** (Claudicatio = Hinken, intermittens = zeitweise) bzw. Schaufensterkrankheit genannt. Je mehr der Gefäßverschluss zunimmt, desto geringer wird die Gehstrecke, die der Patient ohne Beschwerden zurücklegen kann. Pulse sind abgeschwächt oder fehlen. Die Ratschow-Lagerungsprobe (siehe S. 181) ist positiv. In der Therapie gilt als oberstes Ziel, Kollateralkreisläufe durch submaximales Dauertraining zu bilden.
- **Stadium III**: Schmerzen bestehen schon in Ruhe. Das Bein ist kalt und weiß, die Haut trocken und schuppig. Wundheilung und Hautpigmentation sind gestört, Geschwüre können sich bilden. Die Haut ist dünn und evtl. von Mykosen befallen. In der Regel bestehen Missempfindungen. Die Therapie besteht darin, operativ durch aufblasbare Ballons oder Stents (geflechtartige Metallröhrchen) den Blutdurchfluss zu sichern.
- **Stadium IV**: Durch Absterben von Körperzellen entsteht ein Gangrän. Distal des Verschlusses stirbt das Gewebe bläulichschwarz ab. Eine Amputation ist notwendig.

**73.** **Welche der folgenden Aussagen zum primären Raynaud-Syndrom treffen zu?**

1. Junge Männer sind am häufigsten betroffen.
2. Als auslösender Reiz wird häufig der Wechsel von warm zu kalt angegeben.
3. Bei den Patienten zeigen sich zu Beginn typische organische Veränderungen der Gefäße, z. B. Intimaverdickungen.
4. Es handelt sich um einen anfallartigen Spasmus der Arteriolen der Finger bzw. Zehen.
5. Während eines Anfalls können Farbveränderungen in drei Phasen ablaufen: Blässe, Zyanose, Rötung.

❑ A) Nur die Aussagen 1, 2 und 4 sind richtig.
❑ B) Nur die Aussagen 2, 4 und 5 sind richtig.
❑ C) Nur die Aussagen 2, 3 und 4 sind richtig.
❑ D) Nur die Aussagen 2 und 4 sind richtig.
❑ E) Nur die Aussagen 3 und 4 sind richtig.

**74.** **Welche der folgenden Aussagen gelten als Risikofaktoren für die Entstehung von Arteriosklerose?**

1. Bluthochdruck
2. Blutniederdruck
3. Rauchen
4. Hypercholesterinämie
5. häufiger Genuss ungesättigter Fettsäuren

❑ A) Nur die Aussagen 1, 2 und 4 sind richtig.
❑ B) Nur die Aussagen 1, 3 und 4 sind richtig.
❑ C) Nur die Aussagen 2, 3 und 4 sind richtig.
❑ D) Nur die Aussagen 3, 4 und 5 sind richtig.
❑ E) Alle Aussagen sind richtig.

**73.** **Antwort und Kommentar**

Die Lösung **B** ist richtig.

Beim primären Raynaud-Syndrom handelt es sich um eine zentralnervöse Störung mit anfallartigen **Spasmen** v. a. der Fingerarterien. Häufig sind die Finger symmetrisch befallen, der Daumen ist in der Regel nicht betroffen.

In über 80 % der Fälle sind **junge Frauen** von den Anfällen betroffen. Auslösende Faktoren sind häufig Kältereize oder emotionaler Stress. Das primäre Raynaud-Syndrom ist funktionell, es finden sich keine organischen Veränderungen. Dagegen sind beim sekundären Raynaud-Syndrom anderen Erkrankung für die vasokonstriktiven Anfälle verantwortlich, z. B. Kollagenosen (Sklerodermie, Lupus erythematodes), rheumatoide Arthritis, Diabetes mellitus oder Arteriosklerose.

Durch die anfallartigen Gefäßspasmen kommt es infolge der mangelnden Durchblutung zur **Blässe** mit anschließender **Zyanose** (Blaufärbung) und Taubheitsgefühl. Darauf folgt eine reaktive Hyperämie (verstärkte Durchblutung) mit **starker Rötung** der Finger und starken **Schmerzen**. Selten kann es infolge absoluten Sauerstoffmangels zum Gewebsuntergang an den Fingerkuppen kommen (sogenannte Rattenbissnekrosen). Die Gefäßspasmen können minuten- bis stundenlang andauern.

**74.** **Antwort und Kommentar**

Die Lösung **B** ist richtig.

Bei der Arteriosklerose handelt es sich um eine krankhafte Veränderung der Hochdruckgefäße. Durch Mikrotraumen der Intima, Einlagerung von bestimmten Stoffen, Wucherung und Verdickung kommt es zum Elastizitätsverlust und zur Einengung des Gefäßlumens. Bei der Entstehung der Arteriosklerose wirken immer mehrere Faktoren mit. Zu den bedeutsamsten zählen:

- Hypertonie
- Nikotin
- Hypercholesterinämie bzw. Dyslipidämie

Weitere Risikofaktoren sind: Bewegungsmangel, Übergewicht bzw. Adipositas, Diabetes mellitus, Hyperurikämie (erhöhte Harnsäurewerte im Blut), Hyperbilirubinämie.

**75.** **Welche der folgenden Aussagen zur arteriellen Embolie treffen zu?**

1. Tritt typischerweise nach Operationen in den ersten Tagen auf.
2. Kann bei Vorhofflimmern aus vollem Wohlbefinden auftreten.
3. Kann zur Lungenembolie führen.
4. Kann zum Gehirnschlag führen.
5. Kann zu Niereninfarkt führen.

❏ A) Nur die Aussagen 1, 4 und 5 sind richtig.
❏ B) Nur die Aussagen 1, 3 und 4 sind richtig.
❏ C) Nur die Aussagen 2, 4 und 5 sind richtig.
❏ D) Nur die Aussagen 2, 3 und 4 sind richtig.
❏ E) Alle Aussagen sind richtig.

**75.** **Antwort und Kommentar**

→ Die Lösung **C** ist richtig.

Unter Embolie versteht man einen plötzlichen **Verschluss** einer Arterie durch einen Embolus. Ursprung einer Embolie ist die Thrombose, die Verklumpung von Blutzellen mit Gerinnungsfaktoren. Ist das verklumpte Material am Gefäßinneren angeheftet, wird es als Thrombus bezeichnet, löst es sich und wird mit dem Blutstrom weggetragen, spricht man von Embolus, welcher zwangsläufig zur Embolie führt: **Thrombose** → **Thrombus** → **Embolus** → **Embolie**

Eine Embolie im venösen Teil des Körperkreislaufs führt **immer** zu einer Lungenembolie. Eine Embolie im arteriellen Teil des Körperkreislaufs kann je nach Lokalisation der Verlegung des Endstromgebiets sehr unterschiedliche Krankheitsbilder bzw. Notfälle verursachen:

- Extremitäten: Führt zur akuten peripheren arteriellen Verschlusskrankheit mit als peitschenhiebähnlich beschriebenem Schmerz, Blässe, keinen feststellbaren Fußpulsen und Unfähigkeit, die Füße bzw. Beine zu bewegen.
- Herz: Führt zum Herzinfarkt.
- Gehirn: Führt zum Schlaganfall.
- Niere: Führt zum Niereninfarkt mit starken Schmerzen im Oberbauch und Hämaturie (Blut im Urin).
- Mesenterialgefäße: Führt zum Mesenterialinfarkt mit heftigen Bauchschmerzen.

In der Regel entsteht eine arterielle Embolie aus dem linken Herz, entweder infolge von Vorhofflimmern oder durch Mitralklappenfehler. Seltener entsteht eine arterielle Embolie im Rahmen einer Arteriosklerose.

Zu Aussage 1: In den ersten Tagen nach Operationen ist das Risiko einer Lungenembolie infolge der verlangsamten Blutströmungsgeschwindigkeit erhöht.

**76.** Wählen Sie drei Aussagen! Die Virchow-Trias beinhaltet:

❏ A) Verlangsamung der Blutfließgeschwindigkeit
❏ B) Erhöhung der Blutfließgeschwindigkeit
❏ C) erniedrigter Hämatokritwert
❏ D) erhöhter Hämatokritwert
❏ E) Schäden der Gefäßinnenwand

**77.** Welche der folgenden Faktoren zur Entstehung einer primären Varikose (Krampfaderleiden) treffen zu?

1. Untergewicht
2. Übergewicht
3. Venenwandschwäche
4. sitzende Tätigkeit
5. Schwangerschaft

❏ A) Nur die Aussagen 1, 2, 3 und 5 sind richtig.
❏ B) Nur die Aussagen 1, 2 und 3 sind richtig.
❏ C) Nur die Aussagen 2, 3 und 5 sind richtig.
❏ D) Nur die Aussagen 3 und 4 sind richtig.
❏ E) Alle Aussagen sind richtig.

**76.** **Antwort und Kommentar**

Die Lösungen **A**, **D** und **E** sind richtig.

Die Virchow-Trias beinhaltet die Ursachen von Thrombosen:

- Die **Strömungsverlangsamung** (Stase) stellt einen bedeutsamen Faktor zur Entstehung von Thromben im venösen System des Körperkreislaufs dar. Infolge zu langsamer Blutfließgeschwindigkeit kommt es zur Verklumpung von Erythrozyten.
- Die **veränderte Blutzusammensetzung** kann sich durch eine erhöhte Blutgerinnbarkeit äußern, z. B. infolge eines erhöhten Hämatokritwerts oder eines Mangels an gerinnungshemmenden Faktoren.
- Die **Schädigung des Endothels** führt zu einer unebenen Gefäßinnenwand und damit verstärkt zur Bildung von Thromben, z. B. bei Arteriosklerose, Arteriitis oder Aneurysmen.

**77.** **Antwort und Kommentar**

Die Lösung **C** ist richtig.

Die primäre Varikose entsteht infolge einer angeborenen Venenwandschwäche. Erst bei Bestehen der Bindegewebsschwäche der Venen können andere Faktoren Krampfadern entstehen lassen, insbesondere:

- Übergewicht
- lang andauerndes Stehen
- chronisches Pressen, z. B. bei Verstopfung
- Schwangerschaft

Die sekundäre Varikose entsteht durch venöse Stauungen, z. B. beim Pfortaderhochdruck (Ösophagusvarizen, Medusenhaupt), bei tiefer Beinvenenthrombose oder einer Rechtsherzinsuffizienz.

**78.** **Welche der folgenden Aussagen zur Thrombophlebitis treffen zu?**

1. Strenge Bettruhe ist kontraindiziert.
2. Fieber kann begleitend auftreten.
3. Eine Krankenhauseinweisung ist notwendig.
4. Es handelt sich um eine Entzündung der tiefen Venen.
5. Klinisch zeigt sich ein druckschmerzhafter, verhärteter Strang mit Entzündungszeichen.

❏ A) Nur die Aussagen 1 und 2 sind richtig.
❏ B) Nur die Aussagen 1, 2 und 5 sind richtig.
❏ C) Nur die Aussagen 1, 2, 3 und 4 sind richtig.
❏ D) Nur die Aussagen 2, 3 und 4 sind richtig.
❏ E) Nur die Aussagen 2, 3 und 5 sind richtig.

**78.** **Antwort und Kommentar**

→ Die Lösung **B** ist richtig.

Thrombophlebitis ist eine **Entzündung** der Gefäßwand der **oberflächlichen Venen** – meist der Beinvenen –, während der Begriff Phlebothrombose die Entzündung tiefer Venen bezeichnet.

In der Regel geht die Entzündung von oberflächlichen Krampfadern aus, in denen eine Thrombosierung erfolgt ist.

Wenn im venösen Teil des Körperkreislaufs ein Thrombus entsteht, heftet dieser sich aufgrund der langsamen Fließgeschwindigkeit des Blutes an die Gefäßinnenwand. Die dort ansässigen Endothelzellen reagieren darauf mit Ausschüttung von Entzündungsmediatoren. Leukozyten wandern ein, und die Entzündung beginnt. Die Krampfader ist typischerweise deutlich entzündet (gerötet, geschwollen, überwärmt, schmerzhaft) und als verhärteter Strang tastbar. Fieber kann, muss aber nicht auftreten.

Bei der Therapie gelten folgende Überlegungen:

- Behandlung der oberflächlichen Entzündung, z. B. mit Umschlägen
- Kompressionsverbände, um den venösen Rückfluss zu unterstützen
- Keine Bettruhe – Bewegung ist zweckmäßig, um die Durchblutung zu fördern und einer tiefen Beinvenenthrombose entgegenzuwirken. Ein Abgang von Thromben mit der Bildung einer Lungenembolie ist sehr unwahrscheinlich.

**79.** **Welche der folgenden Aussagen zur Symptomatik einer tiefen Beinvenenthrombose treffen zu?**

1. Verläuft häufig auch ohne Symptome.
2. Das Bein kann geschwollen sein mit glänzender, gespannter Haut.
3. Die betroffene Region ist überwärmt und rötlich bis bläulich verfärbt.
4. Typisch sind Kälte, Gefühllosigkeit und Bewegungsunfähigkeit des betroffenen Beines.
5. In der Regel besteht eine Pulslosigkeit des Beines.

❏ A) Nur die Aussagen 1, 2 und 3 sind richtig.
❏ B) Nur die Aussagen 1, 2, 3 und 5 sind richtig.
❏ C) Nur die Aussagen 2, 3 und 4 sind richtig.
❏ D) Nur die Aussagen 1, 4 und 5 sind richtig.
❏ E) Alle Aussagen sind richtig.

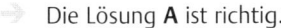

## 79. Antwort und Kommentar

Die Lösung **A** ist richtig.

Die tiefe Beinvenenthrombose wird als Phlebothrombose bezeichnet. Als Hauptfaktor zur venösen Thrombosebildung ist die verlangsamte Blutfließgeschwindigkeit anzusehen, z. B. bei lang andauernder gleichförmiger Tätigkeit, langem Sitzen während einer Reise (v. a. bei Flügen), langer Bettruhe, in den ersten Tagen nach einer Operation, nach Herzinfarkt oder Schlaganfall. Jedoch sind noch weitere fördernde Einflüsse bekannt:

- hormonale Kontrazeption (Einnahme der „Pille"), v. a. in Kombination mit Konsum von Nikotin
- bestehende Varikose
- Adipositas
- Paraneoplastisches Syndrom (v. a. Pankreaskarzinom)
- Schwangerschaft
- Diabetes mellitus, Cushing-Syndrom

In über der Hälfte der Fälle verläuft eine Thrombose der tiefen Beinvenen ohne Symptome. Folgende Beschwerden lassen den Verdacht auf eine Phlebothrombose zu:

- Fuß bzw. Bein ist ödematös geschwollen.
- Betroffene Region ist rötlich oder livide (bei herabhängendem Bein) verfärbt.
- Haut überwärmt
- Haut gespannt und glänzend
- Schmerzen, Muskelkater, Spannungsgefühl, schwere Beine
- evtl. harter Strang bei Thrombose der Vena poplitea, femoralis und iliaca tastbar
- allgemeine Entzündungszeichen wie z. B. Fieber, Leukozytose mit Linksverschiebung, BSG erhöht
- Auftreten von oberflächlichen Krampfadern (Kollateralvenen)
- Lungenembolie als Komplikation

Zu Aussage 4 und 5: Kälte, Gefühllosigkeit, Bewegungsunfähigkeit und Pulslosigkeit des Beines sind typisch für das arterielle Bein (akute oder chronische periphere arterielle Verschlusskrankheit).

**80.** Welche der folgenden Aussagen zur Untersuchungsmöglichkeit einer tiefen Beinvenenthrombose treffen zu?

1. Die Beschwerden können häufig verbessert werden, wenn das betroffene Bein hochgelagert wird.
2. Ratschow-Lagerungsprobe positiv
3. Das Heben des betroffenen Fußes zum Fußrücken hin kann Schmerzen in der Wade hervorrufen.
4. Schmerzen entlang der medialen Tibiakante
5. Schmerzen im Bein können beim Husten zunehmen.

❏ A) Nur die Aussagen 1, 2 und 4 sind richtig.
❏ B) Nur die Aussagen 2, 3 und 5 sind richtig.
❏ C) Nur die Aussagen 3 und 4 sind richtig.
❏ D) Nur die Aussagen 1, 3, 4 und 5 sind richtig.
❏ E) Alle Aussagen sind richtig.

## 80. Antwort und Kommentar

⇒ Die Lösung **D** ist richtig.

Nicht vergessen: Die Diagnose einer Erkrankung wird immer vom Arzt gestellt, wir als „Laien" können einen Verdacht äußern!

In 50 % der Fälle kann die Diagnose nicht anhand des klinischen Befundes gestellt werden, sondern bedarf dazu der Gerätemedizin, z. B. mittels Sonografie.

Folgende Zeichen weisen auf eine Phlebothrombose hin:

- Homans-Zeichen: Wadenschmerz bei Dorsalflexion des Fußes (heben in Richtung Fußrücken)
- Payr-Zeichen: Druck auf die Mitte der Fußsohle führt zum Schmerz.
- Meyer-Druckpunkte: Druck entlang der inneren Schienbeinkante ist in der Wade schmerzhaft.
- Druck entlang des Venenverlaufs ist schmerzhaft. Wadenmuskulatur ist schmerzhaft oder empfindlich.
- Druck in der Kniekehle ist schmerzhaft.
- Druck in der Mitte des Leistenbandes ist schmerzhaft.
- Schmerzangabe beim Husten, Bücken, Pressen (Louvel-Zeichen)
- Plötzliches Auftreten von Kollateralvenen im Schienbeinbereich (sogenannte Pratt-Warnvenen)
- Beschwerden bessern sich bei Hochlagerung des Beins (verbesserter venöser Rückfluss).

Zu Aussage 2: Die Ratschow-Lagerungsprobe wird zur Untersuchung einer chronischen peripheren arteriellen Verschlusskrankheit angewandt.

**81.** Welche der folgenden Aussagen zur Therapie einer tiefen Beinvenenthrombose treffen zu?

1. Eine medikamentöse Behandlung ist erforderlich.
2. Im Frühstadium ist eine strenge Bettruhe angesagt.
3. Warme Umschläge zählen zum Therapiespektrum.
4. Eine Kompressionsbehandlung ist erforderlich.
5. Bettruhe auch noch nach 2 Wochen erforderlich

- A) Nur die Aussagen 1, 2 und 4 sind richtig.
- B) Nur die Aussagen 1, 2, 3 und 5 sind richtig.
- C) Nur die Aussagen 2, 3 und 4 sind richtig.
- D) Nur die Aussagen 1, 4 und 5 sind richtig.
- E) Alle Aussagen sind richtig.

**82.** Was verstehen Sie unter Schockindex?

- A) diastolischer und systolischer Blutdruck geteilt durch die Herzfrequenz
- B) systolischer Blutdruck geteilt durch die Herzfrequenz
- C) diastolischer Blutdruck geteilt durch die Herzfrequenz
- D) Herzfrequenz geteilt durch den systolischen Blutdruck
- E) Herzfrequenz geteilt durch den diastolischen Blutdruck

**81.** **Antwort und Kommentar**

Die Lösung **A** ist richtig.

Eine Phlebothrombose ist keine leichtzunehmende Erkrankung. Die Entzündung der tiefen Beinvenen ist zwar generell eine gutartige Erkrankung und in der Regel nach 1–2 Wochen ausgeheilt, jedoch kann es unter Umständen zur Lungenembolie kommen, die letal ausgehen kann. Die Gefahr einer akuten Lungenembolie ist in den ersten drei Tagen am größten, danach nimmt sie deutlich ab. In Hinblick auf die Gefahr der Lungenembolie gilt folgende Therapie:

- Eine **strenge Bettruhe,** am besten unter Beaufsichtigung durch klinisches Personal, ist in den ersten Tagen notwendig. In neuerer Zeit sind die Ärzte dazu übergegangen, die Patienten schon nach wenigen Tagen zu mobilisieren, um erneuten Venenthrombosen vorzubeugen.
- Eine **medikamentöse Therapie** mit Heparin, Cumarinderivaten und evtl. Streptokinase zur Auflösung von Thromben ist ratsam.
- Eine **Kompressionsbehandlung** zum besseren venösen Rückfluss ist wichtig.
- Die lokalen Entzündungszeichen werden mit kühlen Umschlägen behandelt.

**82.** **Antwort und Kommentar**

Die Lösung **D** ist richtig.

Der Schockindex zeigt die Verhältnisgröße aus Herzfrequenz und systolischem Blutdruck an. Im Normalfall ist der Schockindex 0,5 (Puls 60 geteilt durch RR 120 systolisch). Ein Schockindex von 1 zeigt einen drohenden Schock, ein Schockindex über 1,5 einen manifesten Schock an.

# Pathologie mit Differenzialdiagnose

**83.** Bei einem Patienten besteht eine fortgeschrittene Linksherzinsuffizienz infolge einer Koronarsklerose. Welche der folgenden Aussagen sind richtig? Wählen Sie zwei Antworten!

❏ A) Eine mögliche Komplikation sind Herzrhythmusstörungen.

❏ B) Typisches Symptom der isolierten Linksherzinsuffizienz ist eine gestaute Leber.

❏ C) Der Patient sollte möglichst sehr viel trinken.

❏ D) Infolge der Linksherzinsuffizienz kommt es zur Herzverkleinerung.

❏ E) Die Ruhedyspnoe tritt v. a. nachts auf.

## 83. Antwort und Kommentar

→ Die Lösungen **A** und **E** sind richtig.

Zu Aussage A: Die Folgen einer Koronaren Herzkrankheit (KHK) sind Linksherzinsuffizienz, Herzrhythmusstörungen, Angina pectoris und Herzinfarkt. Bei der Linksherzinsuffizienz ist das linke Herz nicht mehr in der Lage, die ihm angebotene Blutmenge vollständig in den Körperkreislauf zu pumpen. Der Grund ist eine unzureichende Durchblutung des Herzmuskels. Das kann auch der Grund sein, warum das Herzreizleitungssystem nicht mehr ordentlich funktionieren kann.

Merke: Herzrhythmusstörungen können die Ursache für eine Herzinsuffizienz sein. Eine Herzinsuffizienz kann umgekehrt die Ursache für Herzrhythmusstörungen sein.

Zu Aussage B: Eine Linksherzinsuffizienz führt im Manifestationsstadium zum Asthma cardiale. Eine Rechtsherzinsuffizienz führt zur Stauung in den venösen Teil des Körperkreislaufs mit der Folge der Stauungsleber.

Zu Aussage C: Patienten mit Herzinsuffizienz sollten nicht viel trinken, weil sonst das schwache Herz infolge der vermehrten Flüssigkeitsaufnahme zu stark belastet wird.

Zu Aussage D: Einer chronischen Linksherzinsuffizienz geht in der Regel eine Hypertrophie des linken Herzmuskels voraus. Somit besteht eine Herzvergrößerung: Der Herzspitzenstoß ist nach links außen unten verlagert.

Zu Aussage E: Im Stadium IV der dekompensierten Linksherzinsuffizienz tritt Asthma cardiale mit Atemnot in Ruhe auf. Diese Atemnot tritt plötzlich nachts auf. Der Grund liegt darin, dass im Liegen die Körperflüssigkeit im gesamten Körper gleich verteilt ist und das Herz jetzt mehr Arbeit aufwenden muss.

**84.** **Welche der folgenden Zuordnungen treffen zu? Wählen Sie drei Antworten!**

- ❏ A) Asthma cardiale – nächtliche Atemnot
- ❏ B) Cor pulmonale – Lungenerkrankungen führen zur Linksherz-insuffizienz
- ❏ C) Claudicatio intermittens – intermittierendes Hinken
- ❏ D) Aneurysma dissecans – Einrisse der Intima mit Hämatombildung innerhalb der Arterienwand
- ❏ E) Raynaud-Syndrom – Ischämische Myokardnekrose

**84.** **Antwort und Kommentar**

Die Lösungen **A**, **C** und **D** sind richtig.

Zu Aussage A: **Asthma cardiale** ist die Manifestation einer Linksherzinsuffizienz. Es handelt es sich um plötzliche nächtliche Atemnot mit Hustenattacken. Der Patient kann nur in aufrechter Position ausreichend Luft bekommen (Orthopnoe).

Zu Aussage B: Beim **Cor pulmonale** handelt sich um eine Rechtsherzinsuffizienz infolge von Lungenerkrankungen (Lungenemphysem, Lungenfibrose).

Tab. 2 Erkrankungsfolgen und Grunderkrankung bei Asthma cardiale und Cor pulmonale.

| Folge der Erkrankung | Grunderkrankung |
| --- | --- |
| Asthma<br>→ nächtliche Atemnot | Cardiale<br>→ Linksherzinsuffizienz |
| Cor<br>→ Rechtsherzinsuffizienz | Pulmonale<br>→ Lungenerkrankungen |

Zu Aussage C: **Claudicatio intermittens**, auch als Schaufensterkrankheit bezeichnet, stellt das Stadium II der chronischen peripheren arteriellen Verschlusskrankheit (pAVK) dar. Es kommt zu Bewegungsschmerzen nach einer bestimmten Gehstrecke.

Zu Aussage D: **Aneurysma dissecans** ist eine Sonderform eines Aneurysmas. Es handelt sich um einen Einriss der Intima eines meist großen arteriellen Gefäßes (häufig die Brustaorta). Dabei spaltet sich die Intima von der Media, und eine zweite Blutsäule tritt auf. Die dabei auftretenden Brustschmerzen werden als „axthiebähnlich" beschrieben. In der Regel ist die Erkrankung Folge eins Bluthochdrucks.

Zu Aussage E: Eine **ischämische Myokardnekrose** ist mit einem Herzinfarkt gleichzusetzen. Das **Raynaud-Syndrom** ist ein überwiegend bei jungen Frauen auftretender, anfallartiger Gefäßspasmus v. a. der Fingerarterien.

**85.** **Wozu kann eine Linksherzinsuffizienz führen?**
**Wählen Sie drei Antworten!**

- ❏ A) Aortenklappenfehler
- ❏ B) arterielle Hypertonie
- ❏ C) Herzdilatation
- ❏ D) Lungenödem
- ❏ E) Asthma cardiale

**86.** **Welche der folgenden Erkrankungen können eine akute**
**Herzinsuffizienz verursachen? Wählen Sie drei Antworten!**

- ❏ A) Lungenembolie
- ❏ B) Herzinfarkt
- ❏ C) Aortenklappeninsuffizienz
- ❏ D) Hochdruckkrise
- ❏ E) Lungenemphysem

**85.** **Antwort und Kommentar**

→ Die Lösungen **C**, **D** und **E** sind richtig.

Bei der Linksherzinsuffizienz kann der geschwächte linke Herzmuskel die Blutmenge nicht mehr ausreichend in den großen Kreislauf pumpen. Die Folge ist ein Rückstau in den Lungenkreislauf, zunächst mit Belastungs**dyspnoe**, später Ruhedyspnoe mit **Asthma cardiale** und **Lungenödem** als möglicher Komplikation.

Als **Herzdilatation** bezeichnet man eine Erweiterung der Herzinnenräume, die infolge einer Hypertrophie des Herzmuskels entsteht. Somit zeigt auch jede Linksherzinsuffizienz, die auf einer Myokardhypertrophie beruht, zwangsläufig eine Herzdilatation.

Zu Aussage A: **Herzklappenfehler** entstehen überwiegend infolge einer bakteriellen oder rheumatischen Endokarditis (s. S. 81).

Zu Aussage B: Eine Linksherzinsuffizienz führt zur pulmonalen Hypertension und **arteriellen** *Hypotonie*. Der linke Herzmuskel erbringt weniger Leistung, der arterielle Blutdruck sinkt.

**86.** **Antwort und Kommentar**

→ Die Lösungen **A**, **B** und **D** sind richtig.

Wichtigste Ursachen für die akute Linksherzinsuffizienz sind Herzinfarkt und Hypertensive Krise (Hochdruckkrise).

Als Ursachen für die akute Rechtsherzinsuffizienz kommen Herzinfarkt und Lungenembolie infrage. Die Verschleppung eines Embolus in die Lungenarterien führt durch den Gefäßverschluss zu einem plötzlichen Rückstau in das rechte Herz. Dieses muss mit Mehrarbeit die gleiche Menge von Blut durch ein geringeres Gefäßlumen pumpen. Das rechte Herz arbeitet aber gewöhnlich nur mit geringer Kontraktionskraft (ca. 30 mmHg), sodass es infolge des pulmonalen Druckanstiegs möglicherweise versagt.

Zu den Aussagen C und E: Die Aortenklappeninsuffizienz führt zur chronischen Linksherzinsuffizienz, das Lungenemphysem zur chronischen Rechtsherzinsuffizienz.

**87.** **Welche der folgenden Aussagen zum Herzinfarkt sind richtig?**

1. Die Gabe von Nitropräparaten führt beim Myokardinfarkt zur deutlichen Besserung.
2. In der Regel geht ein Herzinfarkt mit einer deutlichen Symptomatik einher.
3. Häufigste und gefürchtetste Komplikation eines Herzinfarkts ist das Kammerflimmern.
4. Ein retrosternaler Schmerz, welcher in Ruhe und plötzlich auftritt, ist immer ein Zeichen eines Herzinfarkts.
5. Bei einem Patienten, der über plötzliche akute Oberbauchschmerzen klagt, kann ein Herzinfarkt vorliegen.

❏ A) Nur die Aussagen 1, 2, 3 und 5 sind richtig.
❏ B) Nur die Aussagen 2, 3 und 5 sind richtig.
❏ C) Nur die Aussagen 2, 3 und 4 sind richtig.
❏ D) Nur die Aussagen 3 und 5 sind richtig.
❏ E) Nur die Aussagen 4 und 5 sind richtig.

**87.** **Antwort und Kommentar**

Die Lösung **D** ist richtig.

Zu Aussage 1: Beim Angina-pectoris-Anfall führt die Gabe von Nitropräparaten zur deutlichen Besserung der Symptomatik. Dabei ist auf einen konstanten systolischen Blutdruck von mindestens 110 mmHg zu achten!

Zu Aussage 2: Gut 1/5 der Herzinfarkte verlaufen ohne Symptomatik. Auch muss nicht jeder Herzinfarkt deutliche Beschwerden hervorrufen. Im Gegenteil, in vielen Fällen sind die Beschwerden undeutlich (Unwohlsein, Blässe, Tachykardie) und können erst durch ein EKG einem Herzinfarkt zugeordnet werden.

Zu Aussage 3: Kammerflimmern ist die häufigste Todesursache beim Herzinfarkt.

Zu Aussage 4: Bei retrosternalem Schmerz ist natürlich immer der Verdacht auf einen Herzinfarkt gegeben, jedoch gibt es auch noch eine Reihe anderer Erkrankungen, die als Ursache infrage kommen, z. B. Lungenembolie, Pneumothorax, Pleuritis sicca, Pericarditis sicca, Myokarditis, akute Bronchitis, Ösophaguserkrankungen.

Zu Aussage 5: Ein Herzinfarkt kann über Headsche Zonen in ganz andere Körperregionen ausstrahlen, z. B. linker Arm, rechte Schulter, Unterkiefer und Oberbauch.

**88.** **Auf welche der folgenden Erkrankungen lässt eine sichtbar pulsierende Halsschlagader am ehesten schließen?**

❏ A) Aortenklappenstenose
❏ B) Mitralklappeninsuffizienz
❏ C) Herzinfarkt
❏ D) Lungenembolie
❏ E) Aortenklappeninsuffizienz

### 88. Antwort und Kommentar

Die Lösung **E** ist richtig.

Die Aortenklappeninsuffizienz führt typischerweise zu pulsierenden Karotiden. Infolge der Schließunfähigkeit läuft ein Teil des Blutes in der Diastole aus der Aorta zurück in die linke Herzkammer (Pendelblut). Die Herzkammermuskulatur muss jetzt die erhöhte Blutmenge mit größerer Kontraktionskraft in den Körperkreislauf pumpen. Der systolische Blutdruck steigt. Die Gefäße sind in der Diastole entspannt, sodass eine kräftige Pulswelle entsteht. Weitere Pulswellen-Phänomene sind: Kapillarpuls, Musset-Zeichen, Wasserhammerpuls (s. S. 89).

Zu Aussage A: Bei einer Stenose der Aortenklappe ist eher ein niedriger systolischer Blutdruck zu erwarten.

Zu Aussage B: Bei der Mitralklappeninsuffizienz kann infolge des Pendelbluts während der Systole kein hoher systolischer Blutdruck aufkommen.

Zu Aussage C: Beim Herzinfarkt besteht eine akute Linksherzinsuffizienz. Der linke Herzmuskel kann nicht mehr die volle Leistung aufbringen. Das Blut staut sich zurück in den Lungenkreislauf.

Zu Aussage D: Bei der Lungenembolie entsteht zwangsläufig eine arterielle Hypotonie. Ein Embolus verschließt eine Lungenarterie. Dadurch kommt weniger Blut im linken Herz an. Das rechte Herz wird mehr belastet.

**89.** **Welche der folgenden Aussagen treffen zu? Wählen Sie zwei Antworten! Nitropräparate...**

❏ A)...mildern den beim Herzinfarkt auftretenden Thoraxschmerz.

❏ B)...senken schlagartig den Blutdruck.

❏ C)...erhöhen schlagartig den Blutdruck.

❏ D)...können bei der Differenzialdiagnose zwischen einem akuten Myokardinfarkt und einem Angina-pectoris-Anfall helfen.

❏ E)...dürfen auch bei niedrigem Blutdruck gegeben werden.

**90.** **Was ist die Ursache eines Cor pulmonale?**

1. Linksherzinsuffizienz
2. Asthma bronchiale
3. Asthma cardiale
4. Asbestose
5. Insuffizienz der Pulmonalklappe

❏ A) Nur die Aussagen 1, 2, 4 und 5 sind richtig.

❏ B) Nur die Aussagen 1, 2, 3 und 4 sind richtig.

❏ C) Nur die Aussagen 2 und 4 sind richtig.

❏ D) Nur die Aussagen 3 und 4 sind richtig.

❏ E) Alle Aussagen sind richtig.

**89.** **Antwort und Kommentar**

→ Die Lösungen **B** und **D** sind richtig.

Zu den Aussagen A und D: Nitropräparate können differenzialdiagnostisch bei der Unterscheidung zwischen Angina pectoris und Herzinfarkt helfen: Beim Herzinfarkt bleiben die Beschwerden trotz Nitroglyzeringabe bestehen, während sie sich beim Angina-pectoris-Anfall infolge der Vasodilatation deutlich verbessern.

Zu Aussage B und C: Nitropräparate führen in kurzer Zeit zu einer enormen Erweiterung der Gefäße.

Zu Aussage E: Nitropräparate dürfen nur bei einem konstanten Blutdruck von 110 mmHg gegeben werden. Bei Anwendung der Nitropräparate fällt der systolische Blutdruck um 40 mmHg. Besteht in der Ausgangssituation ein systolischer Blutdruck unter 100 mmHg, so muss mit einem akuten Nierenversagen gerechnet werden, da die Niere bei einem systolischen Blutdruck unter 60 mmHg nicht mehr richtig filtrieren und das Blut von den harnpflichtigen Stoffen nicht mehr ausreichend befreien kann.

**90.** **Antwort und Kommentar**

→ Die Lösung **C** ist richtig.

Als Cor pulmonale bezeichnet man eine **Rechtsherzinsuffizienz**, die durch eine **Lungenerkrankung** verursacht wurde. Es handelt sich dabei um Lungenerkrankungen, die zu einem Abbau von Lungenkapillaren führen. Dadurch staut sich das Blut zum rechten Herz zurück. Das rechte Herz muss hypertrophieren, um die Mehrarbeit zu bewältigen, und kann dann nach Erreichen des kritischen Herzgewichts insuffizient werden. Lungenerkrankungen, welche zum Abbau von Lungenkapillaren führen, sind:

- chronische **obstruktive Lungenerkrankungen** (chronische Bronchitis und Asthma bronchiale) mit Bildung eines Emphysems
- **Lungenfibrosen**, z. B. Anthrakose (Kohlestaublunge), Silikose (Steinstaublunge), Asbestose (Asbeststaublunge), Lungensiderose (Schweißerlunge), Sarkoidose, Kollagenosen, Mukoviszidose

Zu den Aussagen 1 und 3: Die Linksherzinsuffizienz führt zu Erkrankungen der Lunge (Asthma cardiale).

Zu Aussage 5: Die Pulmonalklappeninsuffizienz führt zur Rechtsherzinsuffizienz, sie ist aber eine Erkrankung des Herzens und nicht der Lunge.

**91.** **Welche der folgenden Aussagen über die Reihenfolge der Stadien einer Linksherzinsuffizienz nach NYHA (New York Health Organisation) ist richtig?**

❑ A) Ruhedyspnoe → Dyspnoe bei normaler Belastung → Dyspnoe bei leichter Belastung

❑ B) keine Beschwerden bei normaler Belastung → Ruhedyspnoe → Dyspnoe bei normaler Belastung → Dyspnoe bei leichter Belastung

❑ C) keine Beschwerden bei normaler Belastung → Dyspnoe bei leichter Belastung → Dyspnoe bei normaler Belastung → Ruhedyspnoe

❑ D) Dyspnoe bei leichter Belastung → Dyspnoe bei normaler Belastung → Ruhedyspnoe

❑ E) keine Beschwerden bei normaler Belastung → Dyspnoe bei normaler Belastung → Dyspnoe bei leichter Belastung → Ruhedyspnoe

**92.** **Welche der folgenden Erkrankungen können zur pulmonalen Hypertension (Hochdruck im Lungenkreislauf) führen?**

1. Linksherzinsuffizienz
2. isolierte dekompensierte Rechtsherzinsuffizienz
3. Ventrikelseptumdefekt
4. Lungenemphysem
5. Stenose der Mitralklappe

❑ A) Nur die Aussagen 1, 2, 3 und 5 sind richtig.

❑ B) Nur die Aussagen 1, 3, 4 und 5 sind richtig.

❑ C) Nur die Aussagen 1 und 4 sind richtig.

❑ D) Nur die Aussagen 3 und 5 sind richtig.

❑ E) Alle Aussagen sind richtig.

**91.** **Antwort und Kommentar**

Die Lösung **E** ist richtig.

Eine Linksherzinsuffizienz ist eine häufige Erkrankung, somit sind die Stadien nach NYHA auch prüfungsrelevant (s. S. 61).

**92.** **Antwort und Kommentar**

Die Lösung **B** ist richtig.

Zu Aussage 1: Im dekompensierten Stadium der **Linksherzinsuffizienz** kommt es zum Rückstau in den Lungenkreislauf und damit zur pulmonalen Hypertension.

Zu Aussage 2: Bei der **Rechtsherzinsuffizienz** kommt es zum Rückstau in den venösen Teil des großen Kreislaufs, also in die untere und obere Hohlvene. Im Lungenkreislauf herrscht eher ein geringer Druck.

Zu Aussage 3: Beim angeborenen oder erworbenen **Ventrikelseptumdefekt** entsteht ein sogenannter Links-Rechts-Shunt. Das muskulär stärkere linke Herz pumpt ein Teil des Blutes während der Systole von der linken Kammer durch das Loch in der Kammerwand in die rechte Kammer. Es entsteht eine pulmonale Hypertension.

Zu Aussage 4: Beim **Lungenemphysem** werden die Alveolarzwischenwände mit den darin enthaltenden Lungenkapillaren abgebaut. Dadurch staut sich das Blut zum rechten Herz zurück. Es entsteht ein erhöhter Druck, welchen das rechte Herz mit Rechtsherzhypertrophie beantworten muss.

Zu Aussage 5: **Mitralklappenstenose** bedeutet: Die Mitralklappe öffnet sich während der Diastole nicht richtig, nur ein Teil des Blutes gelangt in die linke Kammer, ein Rest bleibt im linken Vorhof zurück. Der Vorhof erweitert sich und das Blut staut sich zur Lunge zurück.

**93.** **Welche der folgenden Aussagen treffen zu? Der Herzspitzenstoß...**

1. ...ist bei mäßiger Belastung bei jedem Menschen sichtbar.
2. ...verlagert sich bei Linksherzhypertrophie nach links außen unten.
3. ...verlagert sich bei Rechtsherzhypertrophie nach links außen.
4. ...ist in der Regel im 5. ICR parasternal während der Systole zu fühlen.
5. ...ist aufgehoben bei Kammerflimmern.

❑ A) Nur die Aussagen 1 und 4 sind richtig.
❑ B) Nur die Aussagen 2 und 3 sind richtig.
❑ C) Nur die Aussagen 2, 3, 4 und 5 sind richtig.
❑ D) Nur die Aussagen 4 und 5 sind richtig.
❑ E) Alle Aussagen sind richtig.

**94.** **Welche der im Folgenden genannten Symptome können im Rahmen einer Rechtsherzinsuffizienz auftreten?**

1. Verminderung der Sehfähigkeit
2. Tinnitus
3. Gedächtnisschwäche
4. Pleuraerguss
5. Milzschwellung

❑ A) Nur die Aussagen 1, 2 und 3 sind richtig.
❑ B) Nur die Aussagen 1, 2 und 5 sind richtig.
❑ C) Nur die Aussagen 3, 4 und 5 sind richtig.
❑ D) Nur die Aussagen 3 und 5 sind richtig.
❑ E) Alle Aussagen sind richtig.

**93.** **Antwort und Kommentar**

Die Lösung **C** ist richtig.

Die Herzspitze ist mit dem Zwerchfell verwachsen und liegt der Brustwand innerhalb der Medioklavikularlinie im 5. ICR an. Bei körperlicher Betätigung *könnte* der Herzspitzenstoß in diesem Bereich sichtbar bzw. tastbar sein, v. a. bei schlanken und leptosomen Menschen, die wenig Fett- und Muskelschicht aufweisen.

Der Herzspitzenstoß ist bei einer Herzmuskelvergrößerung unterschiedlich verlagert:

- **Rechtsherzhypertrophie**: Der Herzspitzenstoß ist über die Medioklavikularlinie nach links außen verlagert.
- **Linksherzhypertrophie**: Der Herzspitzenstoß ist über die Medioklavikularlinie nach links außen unten verlagert. Der Grund liegt darin, dass das linke Herz überwiegend auf der Rückseite des Herzens liegt und somit auch Platz hat sich nach unten zu vergrößern.

Zu Aussage 5: **Kammerflimmern** kommt dem Herzstillstand gleich. Das Herz „zuckt" nur noch, es kommen keine richtigen Muskelkontraktionen mehr zustande.

**94.** **Antwort und Kommentar**

Die Lösung **E** ist richtig.

Zu den Aussagen 1, 2 und 3: Bei der Rechtsherzinsuffizienz staut sich das venöse Blut über die obere Hohlvene und die Drosselvenen bis in die venösen Blutleiter des Gehirns. Dadurch kann es zu **zerebralen Stauungserscheinungen** kommen:

- Vergesslichkeit, Schlafstörungen, psychische Unausgeglichenheit
- Kopfschmerzen infolge der venösen Blutfülle im Kopfbereich
- Sehstörungen durch venöse Stauung der Vena ophthalmica – im Augenspiegel sind die gestauten Venen sichtbar.
- akustische Störungen (Tinnitus) durch die venöse Stauung

Zu Aussage 4: Das äußere Blatt des Brustfells (Pleura parietale), die Rippen und die Interkostalmuskulatur geben ihr venöses Blut in die Hohlvene ab. Durch die venöse Stauung kann sich **Flüssigkeit** in den **Pleuraspalt** als **Stauungsödem** zurückstauen.

Zu Aussage 5: Die Milzschwellung ist ein Symptom im Rahmen eines Pfortaderhochdrucks, welcher im Zuge der Stauungsleber entsteht.

**95.** **Welche der folgenden Aussagen zu Herzklappenfehlern sind richtig?
Wählen Sie zwei Antworten!**

❏ A) Bei der Mitralklappeninsuffizienz entsteht in der Regel ein
Systolikum.

❏ B) Bei der Aortenklappeninsuffizienz entsteht in der Regel ein
Diastolikum.

❏ C) Bei der Aortenklappenstenose entsteht in der Regel ein Diastolikum.

❏ D) Bei der Pulmonalklappenstenose entsteht in der Regel ein
Diastolikum.

❏ E) Bei der Mitralklappenstenose entsteht in der Regel ein Systolikum.

**95.** **Antwort und Kommentar**

⇒ Die Lösungen **A** und **B** sind richtig.

Wenden Sie den Trick an (s. S. 97) und stellen Sie sich zwei Fragen, um das spezifische Herzgeräusch zu ermitteln!

Zu Aussage A (Mitralklappeninsuffizienz):

- Was ist eine Mitralklappeninsuffizienz? Die Mitralklappe schließt nicht richtig.
- Wann soll die Mitralklappe schließen? In der Systole.
- Ergebnis: Die Mitralklappeninsuffizienz verursacht ein systolisches Geräusch.

Zu Aussage B (Aortenklappeninsuffizienz):

- Was ist eine Aortenklappeninsuffizienz? Die Aortenklappe schließt nicht richtig.
- Wann soll die Aortenklappe schließen? In der Diastole.
- Ergebnis: Die Aortenklappeninsuffizienz verursacht ein diastolisches Geräusch.

Zu Aussage C (Aortenklappenstenose):

- Was ist eine Aortenklappenstenose? Die Aortenklappe öffnet nicht richtig.
- Wann soll die Aortenklappe öffnen? In der Systole.
- Ergebnis: Die Aortenklappenstenose verursacht ein systolisches Geräusch.

Zu Aussage D (Pulmonalklappenstenose):

- Was ist eine Pulmonalklappenstenose? Die Pulmonalklappe öffnet nicht richtig.
- Wann soll die Pulmonalklappe öffnen? In der Systole.
- Ergebnis: Die Pulmonalklappenstenose verursacht ein systolisches Geräusch.

Zu Aussage E (Mitralklappenstenose):

- Was ist eine Mitralklappenstenose? Die Mitralklappe öffnet nicht richtig.
- Wann soll die Mitralklappe öffnen? In der Diastole.
- Ergebnis: Die Mitralklappenstenose verursacht ein diastolisches Geräusch.

**96.** **Welche der folgenden Aussagen treffen zu? Extrasystolen...**

1. ...können als „Herzstolpern" bemerkt werden.
2. ...müssen immer behandelt werden.
3. ...können auch durch Genuss von Alkohol oder Koffein ausgelöst werden.
4. ...können bei der Hyperthyreose gehäuft auftreten.
5. ...können im Rahmen der koronaren Herzkrankheit auftreten.

❏ A) Alle Aussagen sind richtig.
❏ B) Nur die Aussagen 1, 2, 3 und 5 sind richtig.
❏ C) Nur die Aussagen 1, 3, 4 und 5 sind richtig.
❏ D) Nur die Aussagen 1, 2 und 4 sind richtig.
❏ E) Nur die Aussagen 3 und 5 sind richtig.

**97.** **Welche der folgenden Aussagen zu Herzmuskelerkrankungen treffen zu?**

1. Chronischer Alkoholgenuss kann zu erheblichen Schäden am Herz führen.
2. Eine bakterielle Schädigung des Herzmuskels kommt nicht vor.
3. Kollagenosen können den Herzmuskel schädigen.
4. Hyperthyreose (Schilddrüsenüberfunktion) kann den Herzmuskel schädigen.
5. Myokarditis kann auch im Rahmen eines rheumatischen Fiebers auftreten.

❏ A) Alle Aussagen sind richtig.
❏ B) Nur die Aussagen 1, 2 und 3 sind richtig.
❏ C) Nur die Aussagen 1, 3, 4 und 5 sind richtig.
❏ D) Nur die Aussagen 3, 4 und 5 sind richtig.
❏ E) Nur die Aussagen 2, 3 und 5 sind richtig.

**96.** **Antwort und Kommentar**

Die Lösung **C** ist richtig.

Eine Extrasystole ist eine außerhalb des Grundrhythmus auftretende, vorzeitige Kontraktion der Kammermuskulatur, die einzeln oder gehäuft auftreten kann. Extrasystolen kommen auch bei Gesunden vereinzelt vor und werden in der Regel als „Herzstolpern" wahrgenommen. Die Ursachen können vielfältig sein:

* Vereinzelt bei Gesunden ohne Krankheitswert. Kann vermehrt bei Alkohol- und Kaffeegenuss oder psychischer Belastung auftreten.
* Erkrankungen am Herz, wie z. B. Koronare Herzkrankheit, Myokarditis, Herzklappenfehler (z. B. bei Mitralklappenfehler)
* Extrakardial: z. B. Hyperthyreose, Hypo- und Hyperkaliämie, Medikamente (z. B. Digitalis)

Zu Aussage 2: Einzeln auftretende Extrasystolen ohne weitere Beschwerden bedürfen nicht der Behandlung. Vermehrt auftretende Extrasystolen bedürfen einer genauen Abklärung durch den Facharzt mittels EKG.

**97.** **Antwort und Kommentar**

Die Lösung **C** ist richtig.

Eine Herzmuskelerkrankung, die nicht infolge von Herzfehlern, Koronarer Herzkrankheit, pulmonaler oder arterieller Hypertonie oder Perikarditis entsteht, wird als **Kardiomyopathie** bezeichnet. Folgende Ursachen kommen infrage:

* ohne erkennbaren Grund (idiopathisch)
* virale (z. B. Influenzaviren) und bakterielle (z. B. Scharlach, Diphtherie) Infektionen, Wurmbefall (Trichinose)
* rheumatisches Fieber (rheumatische Myokarditis)
* Alkoholkrankheit (alkoholische Kardiomyopathie)
* hormonelle Erkrankungen, z. B. Hyperthyreose, Hypothyreose, Akromegalie
* Systemerkrankungen, z. B. Kollagenosen, Sarkoidose
* längere Einnahme bestimmter Medikamente, z. B. Sulfonamide

**98.** Bei der erstmaligen Blutdruckuntersuchung einer 15-jährigen Jugendlichen stellen Sie rechts und links unterschiedliche Blutdruckwerte fest: rechts 140/85 und links 110/85. Welche Verdachtsdiagnose haben Sie?

- ❏ A) Insuffizienz der Aortenklappe
- ❏ B) Stenose der Aortenklappe
- ❏ C) Ventrikelseptumdefekt
- ❏ D) Aortenisthmusstenose
- ❏ E) Aneurysma der Brustaorta im absteigenden Teil

**99.** Ein Patient mit Fieber berichtet Ihnen, er hätte gestern über dem Herz deutlich Reibegeräusche wahrgenommen. Jetzt wären sie verschwunden, er hätte aber bei jeder körperlichen Belastung Dyspnoe. Bei der Inspektion sehen Sie deutlich gestaute Halsvenen. Bei der Auskultation stellen Sie deutlich abgeschwächte Herztöne fest, bei der Blutdruckmessung eine offensichtliche Hypotonie. Die weitere Untersuchung bleibt ohne Befund. Welche Verdachtsdiagnose haben Sie?

- ❏ A) Herzinfarkt
- ❏ B) Aortenisthmusstenose
- ❏ C) Aortenklappeninsuffizienz
- ❏ D) Asthma cardiale
- ❏ E) Perikarderguss

**98.** **Antwort und Kommentar**

Die Lösung **D** ist richtig.

Ein systolischer Blutdruckunterschied von 30 mmHg zwischen rechts und links bei einem Jugendlichen gibt den dringenden Verdacht auf eine **Aortenisthmusstenose**. Dabei muss sich die angeborene Verengung der Aorta zwischen dem ersten (Truncus brachiocephalicus) und dem zweiten Gefäßabgang (A. carotis communis sinistra) befinden.

Zu Aussage A: Leitsymptome der **Aortenklappeninsuffizienz** sind hohe Blutdruckamplitude, pulsierende Halsschlagader, Musset-Zeichen und Kapillarpuls.

Zu Aussage B: Typisch für eine **Aortenklappenstenose** ist die verkleinerte Blutdruckamplitude mit leicht erniedrigtem systolischen Wert.

Zu Aussage C: Ein angeborener **Ventrikelseptumdefekt** wird in der Regel von den Ärzten nach der Geburt festgestellt. Es besteht ein Links-Rechts-Shunt mit Rechtsherzhypertrophie, evtl. mit einem Herzbuckel.

Zu Aussage E: Ein **Aneurysma** der Brustaorta verursacht häufig gar keine Beschwerden. Als Komplikation kann es zur Ruptur mit lebensgefährlicher Blutung oder durch Thrombosierung zum langsamen Verschluss mit Ischämiesymptomen kommen.

**99.** **Antwort und Kommentar**

Die Lösung **E** ist richtig.

In diesem Fallbeispiel fällt eine charakteristische Trias auf:

- venöse Stauungszeichen (gestaute Halsvenen)
- leise Herztöne
- arterielle Hypotonie

Diese sogenannte **Beck-Trias** ist signifikant für eine **Perikardtamponade**, eine Ansammlung von Flüssigkeit im Perikardspalt. Der Erguss breitet sich im Perikardspalt aus und behindert die Herzarbeit bei der Diastole. Die Kammern können nicht mehr regulär gefüllt werden, das Schlagvolumen vermindert sich, das Blut staut sich vor den Kammern.

**100.** Ein 45-jähriger Patient berichtet von Fieber (38,4 °C), allgemeinem Krankheitsgefühl, Nachtschweiß und Gewichtsverlust. Bei der Untersuchung stellen Sie folgenden Befund fest: Tachykardie, systolisches Geräusch mit Punctum maximum im 2. ICR parasternal rechts, Petechien am Oberkörper und an den Konjunktiven, schmerzhafte subkutane Knötchen an den Fingerbeeren. Welche Verdachtsdiagnose stellen Sie?

- ❏ A) Angina pectoris
- ❏ B) Aortenklappeninsuffizienz
- ❏ C) Perikarderguss
- ❏ D) Endokarditis lenta
- ❏ E) Asthma cardiale

**101.** Welches der folgenden Symptome tritt sowohl bei Asthma cardiale als auch bei Cor pulmonale auf?

- ❏ A) Lungenödem
- ❏ B) Gestaute Halsvenen
- ❏ C) Schaumiges Sputum
- ❏ D) Atemnot
- ❏ E) Leberstauung

**100.** **Antwort und Kommentar**

Die Lösung **D** ist richtig.

Zeichen einer Entzündung und das systolische Herzgeräusch leiten schnell den Verdacht auf eine entzündliche Herzerkrankung. Die schmerzhaften subkutanen Knötchen an den Fingerbeeren werden als Osler-Knötchen bezeichnet. Zusammen mit Petechien begründen sie den dringenden Verdacht auf eine Endokarditis. Bei den Osler-Knötchen handelt es sich um Mikroembolien der Finger- oder Zehenarteriolen. Gruppen von Bakterien an der Herzklappe lösen sich vom Entzündungsherd und bleiben als Embolus kurz vor dem Kapillargebiet der Finger- oder Zehenkuppen stecken. Dort werden sie als kleine rötlich-bläuliche Knötchen sichtbar. Manchmal fallen sie auch als Splitterblutungen der Nägel auf.

**101.** **Antwort und Kommentar**

Die Lösung **D** ist richtig.

**Asthma cardiale** ist das Manifestationsbild der Linksherzinsuffizienz – im letzten Stadium mit nächtlicher Ruhedyspnoe. Als **Cor pulmonale** bezeichnet man Rechtsherzinsuffizienz infolge einer Lungenerkrankung, die mit dem Abbau von Lungenkapillaren einhergeht.

Zu Aussage A: Ein **Lungenödem** entsteht als Komplikation bei der Linksherzinsuffizienz. Eine Rechtsherzinsuffizienz hat damit nichts zu tun.

Zu Aussage B: **Gestaute Halsvenen** als venöse Stauungszeichen sind typisch für eine Rechtsherzinsuffizienz.

Zu Aussage C: **Schaumiges Sputum** zeigt sich beim Lungenödem. Infolge des hohen Drucks ist Flüssigkeit aus den Kapillaren in die Alveolen übergetreten und durch die Ventilation schaumig geworden.

Zu Aussage D: Asthma cardiale geht mit plötzlicher nächtlicher **Atemnot** einher. Das Atmen ist erschwert und nur im Sitzen möglich (Orthopnoe). Ein Patient mit Cor pulmonale leidet unter Atemnot bei Belastung, evtl. auch in Ruhe (Lungenemphysem).

Zu Aussage E: Eine **Leberstauung** zeigt sich als venöses Stauungszeichen bei der Rechtsherzinsuffizienz.

**102.** **Welche beeinflussbaren Risikofaktoren für die Entstehung einer Koronaren Herzkrankheit (KHK) sind denkbar?**

1. Diabetes mellitus
2. Hypotonie
3. Bewegungsmangel
4. erniedrigtes HDL-Cholesterin
5. genetische Disposition

❏ A) Nur die Aussagen 1, 2, 3 und 4 sind richtig.
❏ B) Nur die Aussagen 1, 3 und 4 sind richtig.
❏ C) Nur die Aussagen 2, 3 und 4 sind richtig.
❏ D) Nur die Aussagen 3, 4 und 5 sind richtig.
❏ E) Alle Aussagen sind richtig.

## 102. Antwort und Kommentar

⇒ Die Lösung **B** ist richtig.

**Beeinflussbare Risikofaktoren** zur Entstehung einer Koronarsklerose sind:

- Hypertonie
- Rauchen
- Hyperlipidämie
- HDL erniedrigt
- Hyperfibrinogenämie (Fibrinogen im Blut erhöht)
- Adipositas
- Diabetes mellitus
- Bewegungsmangel
- psychosozialer Stress

Zu Aussage 2: Hypotonie ist kein Risikofaktor für die Koronare Herzkrankheit. Im Gegenteil: Personen mit Hypotonie haben statistisch eine erhöhte Lebenserwartung.

Zu Aussage 5: Genetische Disposition ist ein unbeeinflussbarer Risikofaktor für die Koronare Herzkrankheit. Bitte lesen Sie die Fragen genau! Solche „Feinheiten" kommen in der Überprüfung vor.

**103.** Welche der folgenden Erkrankungen können eine große Blutdruck-amplitude verursachen? Wählen Sie zwei Antworten!

❑ A) Hypothyreose
❑ B) Hyperthyreose
❑ C) Aortenklappeninsuffizienz
❑ D) Pulmonalklappeninsuffizienz
❑ E) Polycythaemia rubra vera

**103.** **Antwort und Kommentar**

Die Lösungen **B** und **C** sind richtig.

Von einer erhöhten Blutdruckamplitude spricht man, wenn der Unterschied zwischen diastolischem und systolischem Wert mehr als 40 mmHg beträgt. Folgende Ursachen kommen infrage:

- Bei einer **Aortenklappeninsuffizienz** erniedrigt sich der diastolische Wert infolge des Pendelbluts, und der systolische Wert erhöht sich infolge der vermehrten Kontraktionskraft des linken Ventrikels.
- Eine **Hyperthyreose** steigert über die erhöhten Schilddrüsenhormone $T_3$ und $T_4$ die Kontraktionskraft des linken Ventrikels. Auf die Wandspannung der Arteriolen haben die Hormone keinen Einfluss, sodass der diastolische Wert gleich bleibt. Ein erhöhter systolischer bei gleichbleibendem diastolischen Blutdruck führt auch zur vergrößerten Blutdruckamplitude.
- **Arteriosklerose** führt durch die Verkalkung von Arterien zum Verlust der Windkesselfunktion und damit auf die Dauer zur Erhöhung der Kontraktionskraft des linken Herzens, bei gleichbleibendem diastolischen Wert.
- Beim **Ductus arteriosus apertus** (offener Ductus Botalli) sinkt der diastolische Wert ab, weil Blut während der Diastole durch das Gefäßstück zurück in den Lungenkreislauf fließt, während der systolische Wert durch die vermehrte Arbeit des linkes Ventrikels steigt.

Zu Aussage A: *Hypo*thyreose führt zu einem erniedrigten Blutdruck mit teilweise erniedrigter Blutdruckamplitude.

Zu Aussage D: Die Insuffizienz der Pulmonalklappe führt zu einem Absinken des arteriellen Blutdrucks.

Zu Aussage E: Polyzythämie führt infolge der Hypervolämie zu erhöhten Blutdruckwerten.

**104.** Ein Ihnen unbekannter 50-jähriger Mann hat anfallartig auftretende Brustschmerzen mit Tachykardie und Angst. Welche der folgenden Aussagen treffen zu?

1. Es kann sich um eine Herzneurose handeln.
2. Es kann sich um einen Angina-pectoris-Anfall handeln.
3. Es kann sich um einen Herzinfarkt handeln.
4. Es kann sich um eine Erkrankung handeln, die nicht das Herz betrifft.
5. Eine Einweisung in die Klinik ist immer erforderlich.

❏ A) Nur die Aussagen 1, 2, 3 und 4 sind richtig.
❏ B) Nur die Aussage 2, 3, 4 und 5 sind richtig.
❏ C) Nur die Aussagen 2 und 3 sind richtig.
❏ D) Nur die Aussagen 3, 4 und 5 sind richtig.
❏ E) Alle Aussagen sind richtig.


**105.** Welche der folgenden Aussagen zur infektiösen bakteriellen Endokarditis treffen zu? Wählen Sie drei Antworten!

❏ A) Es besteht keine Emboliegefahr.
❏ B) Bei bestimmten Formen kommt es zu Hautveränderungen.
❏ C) Es können subfebrile Temperaturen vorkommen.
❏ D) Als Erreger ist Streptococcus pyogenes zu nennen.
❏ E) Begleitet in der Hälfte der Fälle das rheumatische Fieber.

**104.** **Antwort und Kommentar**

Die Lösung **A** ist richtig.

Anfallartige retrosternale Schmerzen können Ausdruck eines Herzinfarkts, eines Angina-pectoris-Anfalls oder einer Myokarditis sein. Jedoch können die Beschwerden auch von anderen Organen ausgehen, z. B. bei Lungenembolie, Pneumothorax, Pleuritis sicca oder Ösophagitis. Es ist auch möglich, dass gar keine organischen Ursachen Hintergrund der Beschwerden sind, sondern eine funktionelle Störung. Diese wird am Herz als Herzneurose oder Herzphobie bezeichnet. Die Patienten haben ein gesundes Herz, zeigen aber Angina pectoris ähnliche Beschwerden und haben eine ausgeprägte Angst, am Herz zu erkranken.

Zu Aussage 5: Eine Einweisung in die Klinik ist nur im Notfall oder bei schwerer organischer Erkrankung notwendig.

**105.** **Antwort und Kommentar**

Die Lösungen **B**, **C** und **D** sind richtig.

Zu Aussage A: Bei der bakteriellen Endokarditis besteht die Gefahr der bakteriellen **Mikroembolien**. Sie betreffen v. a. die Finger- und Zehenenden (Osler-Knötchen), können aber in allen Körperbezirken, z. B. Auge oder Gehirn, vorkommen.

Zu Aussage B: **Petechien** und **Osler-Knötchen** können bei der Endokarditis septica (akute Form) und bei der Endokarditis lenta (subakute Form) vorkommen.

Zu Aussage C: Bei der bakteriellen Endokarditis wird die akute Form, die **Endokarditis septica** mit hohem Fieber und Schüttelfrost von der subakuten, schleichenden Form, der **Endokarditis lenta** mit subfebriler Temperatur (bis 38,0 °C) bis mäßigem Fieber (bis 38,5 °C) unterschieden.

Zu Aussage D: **Streptokokken** (v. a. Streptococcus viridans und pyogenes), **Staphylokokken** (Staphylococcus aureus) und Enterokokken befallen die Herzklappen und die Herzinnenhaut am häufigsten. Begünstigend wirken sich Abwehrschwäche, vorgeschädigte Klappen oder Drogenmissbrauch aus.

Zu Aussage E: In 50 % der Fälle zeigt das rheumatische Fieber eine rheumatische Endokarditis, aber keine bakterielle Endokarditis.

**106.** **Welche der folgenden Aussagen in Bezug auf Herzglykoside treffen zu?**

1. Ein therapeutisch erwünschter Effekt ist die Steigerung des Schlagvolumens.
2. Überdosierungen mit Herzglykosiden kommen nur selten vor.
3. Ein therapeutisch erwünschter Effekt ist die Steigerung der Herzfrequenz.
4. Ein therapeutisch erwünschter Effekt ist die Abnahme der Erregungsleitung.
5. Digitalisglykoside zweiter Ordnung dürfen Sie als Heilpraktiker verabreichen.

- ❏ A) Nur die Aussagen 1, 3, 4 und 5 sind richtig.
- ❏ B) Nur die Aussagen 1, 4 und 5 sind richtig.
- ❏ C) Nur die Aussagen 2, 3 und 5 sind richtig.
- ❏ D) Nur die Aussagen 1 und 4 sind richtig.
- ❏ E) Alle Aussagen sind richtig.

**107.** **Was versteht man unter Pulsdefizit?**

- ❏ A) Differenz zwischen Vorhof- und Kammerkontraktion.
- ❏ B) Differenz zwischen rechtem und linkem Radialispuls.
- ❏ C) Differenz zwischen rechter und linker Kammerkontraktion.
- ❏ D) Differenz zwischen Radialis- und Femoralispuls.
- ❏ E) Differenz zwischen Kammerkontraktion und peripherem Puls.

**106.** Antwort und Kommentar

Die Lösung **B** ist richtig.

Die Herzglykoside haben am Herz vier Wirkungen:

- Die Herzmuskelkraft wird gesteigert und dadurch das Schlagvolumen bzw. das Herzminutenvolumen erhöht.
- Die Herzfrequenz wird gesenkt.
- Die Geschwindigkeit der Erregungsleitung nimmt ab.
- Die Herzreizleitungsschwelle wird herabgesetzt.

Zu Aussage 2: Digitalisintoxikationen kommen wegen der engen therapeutischen Dosierungsbreite häufig vor. Die Einstellung der Herzglykoside muss vom Arzt auf jeden Patienten angepasst werden. Typische Symptome einer **Überdosierung** sind Herzrhythmusstörungen, gastrointestinale Beschwerden und Farbensehen.

Zu Aussage 3: Ein Effekt ist die Abnahme der Herzfrequenz.

Zu Aussage 5: Bei den Digitalisglykosiden unterscheidet man **Digitalisglykoside erster Ordnung** – synthetisierte Reinsubstanz des Fingerhuts (Digitalis), welche verschreibungspflichtig ist – und **Digitalisglykoside zweiter Ordnung** – Phytotherapeutika wie z. B. Maiglöckchen, Meerzwiebel, Weißdorn und Adonisröschen, die der Verschreibungspflicht nicht unterliegen.

**107.** Antwort und Kommentar

Die Lösung **E** ist richtig.

Als Pulsdefizit bezeichnet man eine **Differenz** zwischen dem **Radialispuls** und den am Herz fühlbaren **Herzkontraktionen**. Die Ursachen sind Herzrhythmusstörungen bzw. Extrasystolen. Die Herzmuskelkontraktion setzt zu früh ein, die Diastole war noch nicht beendet, die Herzkammer noch nicht ausreichend gefüllt. An der Herzspitze kann jetzt ein Herzschlag wahrgenommen werden, die Kammerfüllung reicht jedoch nicht aus um als Pulswelle an der Arteria radialis festgestellt zu werden.

**108.** **Welche der folgenden Aussagen zur Symptomatik einer Mitralklappenstenose treffen zu?**

1. Eine arterielle Hypertonie ist typisch.
2. Chronischer Husten tritt auf.
3. Rote Wangen sind typisch.
4. Ein Gehirnschlag ist eine gefürchtete Komplikation.
5. Herzrhythmusstörungen können auftreten.

❏ A) Alle Aussagen sind richtig.
❏ B) Nur die Aussagen 1 und 5 sind richtig.
❏ C) Nur die Aussagen 2, 3, 4 und 5 sind richtig.
❏ D) Nur die Aussagen 2 und 5 sind richtig.
❏ E) Nur die Aussagen 3 und 4 sind richtig.

**108.** **Antwort und Kommentar**

Die Lösung **C** ist richtig.

Zu Aussage 1: Bei der Mitralklappenstenose ist die Mitralklappe während der Diastole nicht in der Lage, sich vollständig zu öffnen, sodass nicht genügend Blut in die linke Kammer fließt. Sie verursacht daher keine arterielle Hypertonie. Die linke Kammer erhält nicht genügend Blutvolumen, um einen höheren Druck aufzubauen. Dafür entsteht im Lungenkreislauf ein Bluthochdruck (pulmonale Hypertension).

Zu Aussage 2: Infolge der **Lungenstauung** kann ein chronischer Husten auftreten. Das Blut staut sich bis zu den Lungenkapillaren. $H_2O$-Moleküle, die durch die Stauung in die Alveolen gelangen, verursachen Reizhusten. Eine sekundäre Pneumonie (sogenannte Stauungspneumonie) ist zu befürchten.

Zu Aussage 3: Das sogenannte **Mitralgesicht** (Facies mitralis) ist typisch bei einer schweren Mitralklappenstenose. Es entsteht bei schwerer pulmonaler Hypertension sowie niedrigem Herzminutenvolumen und zeigt eine Lippenzyanose mit geröteten bis leicht bläulichen Wangen.

Zu Aussage 4: Die **Blutstase** im linken Vorhof kann eine arterielle Embolie provozieren. Dabei tritt ein Gehirnschlag infolge eines Embolus am häufigsten auf.

Zu Aussage 5: Der linke Vorhof dilatiert, weil nicht genügend Blut in die linke Kammer gebracht werden kann. Die **Dehnung** der Vorhofwand kann die darin enthaltene Reizleitung beeinträchtigen und zu Rhythmusstörungen führen.

**109.** **Welche der folgenden Erkrankungen führen typischerweise zu einer Hypertonie?**

1. Phäochromozytom
2. Morbus Basedow
3. Morbus Addison
4. Polycythaemia rubra vera
5. Cushing-Syndrom

❑ A) Nur die Aussagen 1, 2, 4 und 5 sind richtig.
❑ B) Nur die Aussagen 1, 3 und 5 sind richtig.
❑ C) Nur die Aussagen 2, 4 und 5 sind richtig.
❑ D) Nur die Aussagen 1, 2, 3 und 4 sind richtig.
❑ E) Alle Aussagen sind richtig.

**109.** **Antwort und Kommentar**

Die Lösung **A** ist richtig.

Die Ursachen der sekundären Hypertonie können wie folgt eingeteilt werden:

- **kardiovaskulär**, z. B. Insuffizienz der Aortenklappe, Arteriosklerose, Aortenisthmusstenose
- **renal** – alle Erkrankungen der Niere, welche das Renin-Angiotensin-Aldosteron-System (RAAS) aktivieren und somit zur Hypertonie führen
- **endokrin**, z. B. Hyperthyreose (isolierte systolische Hypertonie), Conn-Syndrom, Cushing-Syndrom, Phäochromozytom, Akromegalie
- **neurogen** – bei Hirndrucksteigerung
- **Hypervolämie**, z. B. bei Schwangerschaft, Polyzythämie

Zu Aussage 2: Beim **Morbus Basedow** handelt es sich um eine immunogene Hyperthyreose (Autoimmunprozess).

Zu Aussage 3: **Morbus Addison** ist eine Unterfunktion der Nebennierenrinde. Es besteht eine Hypotonie durch den Mangel an Mineralokortikoiden.

Zu Aussage 4: Die **Polyzythämie** ist eine Erkrankung des roten Knochenmarks mit einer gesteigerten Blutbildung. Dadurch kommt es zu einem sehr hohen Hämatokritwert. Der Körper versucht einer Thrombosierung entgegenzuwirken, indem er Flüssigkeit in das Kreislaufsystem leitet. Dadurch entsteht einer Hypervolämie, die zwangsläufig zur Hypertonie führt.

**110.** **Welche Aussage zur essenziellen Hypertonie ist richtig? Kreuzen Sie zwei Aussagen an!**

❏ A) Sie verursacht keine organischen Schäden.

❏ B) Sie führt immer zur Schädigung der Netzhaut.

❏ C) Sie wird dem metabolischen Syndrom zugerechnet.

❏ D) Sie kann zur Niereninsuffizienz führen.

❏ E) Sie kann nicht zur hypertensiven Krise führen.

**110.** **Antwort und Kommentar**

Die Lösungen **C** und **D** sind richtig.

Zu Aussage A: Hypertonie schädigt die Hochdruckgefäße und führt auf Dauer zur Entstehung einer **Arteriosklerose**. Dadurch kann sie alle Organe schädigen.

Zu Aussage B: Eine der häufigsten Schädigungen durch arterielle Hypertonie ist die **hypertensive Retinopathie**, eine Schädigung der Netzhautgefäße mit der möglichen Folge einer Erblindung. Jedoch ist dies nicht immer der Fall. Bitte merken: „Immer" in MC-Fragen ist fast immer falsch.

Zu Aussage C: Zum **metabolischen Syndrom** wird gezählt:

- essenzielle Hypertonie
- Adipositas (übermäßige Fettleibigkeit)
- Hyperlipidämie bzw. Dyslipidämie
- pathologische Glukosetoleranz (Diabetes mellitus Typ II)

Zu Aussage D: Hypertonie schädigt die Gefäße der Nieren und kann zur **Niereninsuffizienz** führen.

Zu Aussage E: Eine akute Komplikation der arteriellen Hypertonie ist die **Hochdruckkrise**, die zu einer akuten Linksherzinsuffizienz mit Lungenödem oder zu einer Gefäßruptur mit lebensgefährlicher Blutung führen kann. In einigen Fällen können auch akutes Nierenversagen oder zerebrale Krampfanfälle auftreten.

**111.** **Die arterielle Hypertonie kann zu Schäden an bestimmten Organen führen. Welche der folgenden Organschäden sind dafür typisch?**

1. Netzhautveränderungen
2. Veränderungen der Niere
3. Linksherzhypertrophie
4. Rechtsherzhypertrophie
5. Enzephalopathie (Schädigung des Gehirns)

❑ A) Nur die Aussagen 1, 2, 3 und 5 sind richtig.
❑ B) Nur die Aussagen 1 und 2 sind richtig.
❑ C) Nur die Aussagen 2, 3 und 5 sind richtig.
❑ D) Nur die Aussagen 1, 3 und 4 sind richtig.
❑ E) Alle Aussagen sind richtig.

**111.** **Antwort und Kommentar**

Die Lösung **A** ist richtig.

Im Frühstadium der Hypertonie finden sich noch keine pathologischen Veränderungen. Erst im Endstadium entwickeln sich eine Hypertrophie des linken Ventrikels und eine generalisierte arterioläre Sklerose: Es kommt zu typischen **Netzhautveränderungen** (Fundus hypertonicus), die mittels einer Ophthalmoskopie (Augenhintergrundspiegelung) erkannt werden können und eine Beurteilung der Hypertonie ermöglichen. Es kann zu einer Sehverschlechterung bis zur Erblindung kommen.

Die Niere ist vom arteriellen Hochdruck fast immer betroffen. Typischerweise lassen sich Bluteiweiße im Harn (Proteinurie) nachweisen. Es kommt zur Nephrosklerose der Nierenarterien, die letztlich zur Schrumpfniere bzw. zur **Niereninsuffizienz** führt.

Schädigungen des Gehirns infolge des hohen Blutdrucks (**Hochdruckenzephalopathie**) treten nicht selten auf. Das Krankheitsbild wird auch Binswanger-Krankheit genannt. Es handelt sich um eine durch Hypertonie entstandene arteriosklerotische Enzephalopathie, die sich durch fortschreitende Gedächtnis- und Konzentrationsstörungen sowie verschiedene andere zerebrale Störungen äußert.

Zu Aussage 4: Eine Rechtsherzhypertrophie kann nicht entstehen, weil das rechte Herz keine höhere Leistung erbringen muss. Es kann sich hingegen eine Linksherzhypertrophie entwickeln, weil das linke Herz gegen den hohen Druck angehen muss und mehr Arbeit leistet.

**112.** Welche der folgenden Symptome werden einer hypertensiven Krise bzw. einem hypertensiven Notfall zugeordnet? Wählen Sie zwei Antworten!

- ❏ A) Lungenembolie
- ❏ B) Rechtsherzinsuffizienz
- ❏ C) Oligurie bzw. Anurie
- ❏ D) Lungenödem
- ❏ E) grobschlägiger Tremor

**113.** Die Gefäßschädigungen, die durch länger bestehenden Bluthochdruck ausgelöst werden, können an welchem der genannten Organe durch eine klinische Untersuchung am besten beurteilt werden?

- ❏ A) Herz
- ❏ B) Niere
- ❏ C) Lunge
- ❏ D) Leber
- ❏ E) Augen

**112.** **Antwort und Kommentar**

Die Lösungen **C** und **D** sind richtig.

Zu Aussage A: Eine Lungenembolie entsteht durch Thrombenbildung, meist aus den tiefen Bein- bzw. Beckenvenen.

Zu Aussage B: Die Ursachen der Rechtsherzinsuffizienz liegen entweder in der Lunge (Cor pulmonale), oder es liegen Behinderungen im rechten Herz vor (z. B. Klappenfehler).

Zu Aussage C: **Oligurie** (Harnausscheidung unter 500 ml pro Tag) und **Anurie** (Harnausscheidung unter 100 ml) kann bei sehr hohen Blutdruckwerten auftreten. Die Autoregulation in den Nephronen der Niere verhindert durch Drosselung der Durchblutung eine Schädigung der Glomerula und kann im Extremfall zu einem akuten Nierenversagen führen.

Zu Aussage D: Die Gefahr einer hypertensiven Krise liegt zum einen in einer lebensgefährlichen **Gefäßruptur** und zum anderen in einer akuten **Linksherzinsuffizienz** mit der Bildung eines **Lungenödems**.

Zu Aussage E: Ein grobschlägiger Tremor zeigt sich z. B. beim **Parkinson-Syndrom**.

**113.** **Antwort und Kommentar**

Die Lösung **E** ist richtig.

Zu Aussage A: Am Herz entsteht im Endstadium der Hypertonie eine Linksherzhypertrophie.

Zu Aussage B: An der Niere führt der Bluthochdruck zu Nephrosklerose und letztlich zur Niereninsuffizienz.

Zu Aussage E: Die Pupille ermöglicht einen direkten Blick auf die Gefäße. Daher können mittels einer Ophthalmoskopie die Schäden der Hypertonie und deren Schweregrad durch den Facharzt beurteilt werden.

**114.** **Welche der folgenden Aussagen zur arteriellen Hypotonie treffen zu?**

1. Durch eine lang anhaltende Hypotonie werden die Gefäßwände geschädigt.
2. In der Regel muss eine medikamentöse Therapie erfolgen.
3. Kreislaufprobleme aufgrund von niedrigem Blutdruck sind unter anderem durch physikalische Maßnahmen behandelbar (z. B. Wechselduschen).
4. Ausdauersport bessert oft die hypotonen Beschwerden.
5. Eine Unterfunktion der Nebennierenrinde kann eine Hypotonie verursachen,

❏ A) Nur die Aussagen 2 und 3 sind richtig.
❏ B) Nur die Aussagen 3 und 4 sind richtig.
❏ C) Nur die Aussagen 1, 3 und 4 sind richtig.
❏ D) Nur die Aussagen 3, 4 und 5 sind richtig.
❏ E) Alle Aussagen sind richtig.

**115.** **Welche Aussage trifft zu? Ursache für die akute periphere arterielle Embolie sind in der Regel Thromben aus ...**

❏ A) ... der Pfortader.
❏ B) ... dem linken Vorhof des Herzens.
❏ C) ... den tiefen Beinvenen.
❏ D) ... der Nierenarterie.
❏ E) ... der Beckenarterie.

**114.** **Antwort und Kommentar**

Die Lösung **D** ist richtig.

Von einer arteriellen Hypotonie spricht man bei einem systolischen Wert unter 100 mmHg und/oder diastolisch unter 60 mmHg.

Zu Aussage 1: Die Hypotonie schädigt die Gefäßwände nicht! Sie kann zwar teils unangenehme Beschwerden zeigen, organische Schäden sind aber erst bei einem systolischen Wert unter 60 zu erwarten.

Zu den Aussagen 2, 3 und 4: Eine medikamentöse Therapie ist bei der essenziellen Hypotonie in der Regel nicht erforderlich. Ausdauersport und Kneipp-Therapie sind die bekanntesten Behandlungen.

Zu Aussage 5: Folgende Erkrankungen können zu einer **sekundären Hypotonie** führen:

- Hypovolämie
- Herzklappenfehler, Herzinsuffizienz
- Hypothyreose, Addison-Krankheit (Insuffizienz der Nebennierenrinde)
- Einnahme von Medikamenten
- Bettlägerigkeit

**115.** **Antwort und Kommentar**

Die Lösung **B** ist richtig.

Die Ursache einer **arteriellen Embolie** ist am häufigsten eine Erkrankung des linken Herzens, insbesondere **Mitralklappenfehler** und **Vorhofflimmern.**

Zu Aussage A: Thromben in der Pfortader führen zur **Pfortaderthrombose** mit den Symptomen eines Pfortaderhochdrucks.

Zu Aussage C: Thromben aus den tiefen Beinvenen führen zur **Lungenembolie**!

Zu den Aussagen D und E: Embolien auf dem Boden einer Arteriosklerose z. B. in der Nieren- oder Beckenarterie sind denkbar, aber seltener.

**116.** **Welche der folgenden Aussagen zur venösen Embolie treffen zu?**

1. Kann in den ersten Tagen nach einer Operation auftreten.
2. Führt zur akuten Linksherzinsuffizienz.
3. Führt zur Lungenembolie.
4. Ist als Komplikation einer Thrombophlebitis (oberflächlichen Beinvenenthrombose) zu befürchten.
5. Kann bei Vorhofflimmern aus vollem Wohlbefinden auftreten.

❏ A) Nur die Aussagen 1 und 3 sind richtig.
❏ B) Nur die Aussagen 1, 2, 3 und 4 sind richtig.
❏ C) Nur die Aussagen 1 und 4 sind richtig.
❏ D) Nur die Aussagen 2, 3 und 5 sind richtig.
❏ E) Alle Aussagen sind richtig.

**117.** **Die Ratschow-Lagerungsprobe ist sinnvoll bei Verdacht auf...**

❏ A) chronische periphere arterielle Verschlusskrankheit
❏ B) Phlebothrombose
❏ C) Thrombophlebitis
❏ D) orthostatische Hypotonie
❏ E) Angina-pectoris-Anfall

Pathologie mit Differenzialdiagnose

**116.** **Antwort und Kommentar**

→ Die Lösung **A** ist richtig.

Die venöse Embolie entsteht in der Regel auf dem Boden einer Becken- bzw. tiefen Beinvenenthrombose und verursacht eine **Lungenembolie**. Der Embolus bleibt in den Lungenarterien stecken und führt zur akuten Rechtsherzbelastung. Die Folge kann ein akutes **Rechtsherzversagen** sein. Als Hauptfaktor zur venösen Thrombosebildung ist die verlangsamte Blutfließgeschwindigkeit anzusehen, z. B. durch lang andauernde gleichförmige Tätigkeit, langes Sitzen während einer Reise (v. a. bei Flügen), lange Bettruhe, in den ersten Tagen **nach einer Operation**, nach Herzinsuffizienz oder Schlaganfall.

Zu Aussage 2: Die venöse Embolie führt zur akuten Rechtsherzinsuffizienz.

Zu Aussage 4: Bei der oberflächlichen Beinvenenthrombose ist eine Lungenembolie äußerst selten. Sie entsteht in der Regel aus der tiefen Beinvenenthrombose.

Zu Aussage 5: Vorhofflimmern kann zur arteriellen Embolie führen.

**117.** **Antwort und Kommentar**

→ Die Lösung **A** ist richtig.

Die **Ratschow-Lagerungsprobe** (auch als Lagerungsprobe oder Ratschow-Test bekannt) dient zum Feststellen einer **arteriellen Durchblutungsstörung** in den Beinen. Der Patient befindet sich in Rückenlage und hebt beide Beine nach oben. Dabei umfassen die Arme die Oberschenkel um die Position halten zu können. Der Patient bekommt die Aufgabe, die Füße für etwa 10 Minuten langsam kreisen zu lassen. Beim anschließenden Aufsitzen, kommt es beim Gesunden nach wenigen Sekunden zu einer deutlichen Rötung.

Folgende Hinweise sind pathologisch und geben den Verdacht auf eine chronische periphere Verschlusskrankheit:

- Auftretende Schmerzen während der Bewegung zwingen den Patienten zum Abbrechen der Übung.
- Beim Herabhängen der Beine ist seitenvergleichend bei der Durchblutung ein deutlicher Unterschied zu sehen. Bei dem betroffenen Bein mit pAVK tritt die Rötung verspätet auf, ebenso die darauf folgende Venenfüllung.

**118.** **Der Schellong-Test dient zur Feststellung von...**

1. peripherer arterieller Verschlusskrankheit an den Beinen
2. arterieller Hypertonie
3. orthostatischer Hypotonie
4. peripherer arterieller Verschlusskrankheit an den Armen
5. Arteriitis temporalis

❏ A) Nur die Antworten 1 und 4 sind richtig.
❏ B) Nur die Antwort 2 ist richtig.
❏ C) Nur die Antworten 2 und 3 sind richtig.
❏ D) Nur die Antworten 3 und 5 sind richtig.
❏ E) Nur die Antwort 3 ist richtig.

**118.** **Antwort und Kommentar**

→ Die Lösung **E** ist richtig.

Der Schellong-Test wird zur Beurteilung einer **orthostatischen Kreislaufregulationsstörung** eingesetzt. Die orthostatische Hypotonie tritt v. a. bei jungen Frauen auf und führt beim abrupten Aufstehen zu Schwindelgefühlen, „Schwarzwerden" vor den Augen bis hin zur kurzfristigen Bewusstlosigkeit. Durchführung des Schellong-Tests s. S. 109.

Zu Aussage 1: Die periphere arterielle Verschlusskrankheit an den unteren Extremitäten wird durch die Ratschow-Lagerungsprobe getestet.

Zu Aussage 2: Eine arterielle Hypertonie wird durch das Messen des Blutdrucks festgestellt.

Zu Aussage 4: Die periphere arterielle Verschlusskrankheit an den oberen Extremitäten wird durch die Faustschlussprobe erkundet. Dabei muss der Patient die erhobenen Hände etwa 50 Mal zur Faust schließen. Die Beurteilung erfolgt, wie bei der Ratschow-Lagerungsprobe.

Zu Aussage 5: Arteriitis temporalis zeigt sich durch eine sichtbar verdickte, druckschmerzhafte Arteria temporalis an der Schläfe.

**119.** Welche der folgenden Aussagen zum arteriellen und venösen Bein treffen zu?

1. arterielles Bein – Fußpuls abgeschwächt
2. venöses Bein – blass und kalt
3. arterielles Bein – geschwollen
4. venöses Bein – Fußpuls vorhanden
5. arterielles Bein – atrophische Haut

- ❏ A) Nur die Aussagen 1, 4 und 5 sind richtig.
- ❏ B) Nur die Aussagen 1, 2, 4 und 5 sind richtig.
- ❏ C) Nur die Aussagen 1 und 5 sind richtig.
- ❏ D) Nur die Aussagen 3 und 4 sind richtig.
- ❏ E) Alle Aussagen sind richtig.

**120.** Welche der folgenden Aussagen treffen zu? Wählen Sie zwei Antworten! Die Arteriitis temporalis...

- ❏ A) ...tritt im Rahmen einer peripheren arteriellen Verschluss-krankheit auf.
- ❏ B) ...kann zur Erblindung führen.
- ❏ C) ...entsteht im Rahmen einer Infektionskrankheit.
- ❏ D) ...tritt v. a. bei jungen Männern auf.
- ❏ E) ...führt häufig zu pochenden Schmerzen im Schläfenbereich.

**119.** **Antwort und Kommentar**

⇒ Die Lösung **A** ist richtig.

Das **arterielle Bein** beschreibt die Symptome am Bein durch Erkrankung der Arterien, im Wesentlichen durch die periphere arterielle Verschlusskrankheit.

Das **venöse Bein** beschreibt die Symptome am Bein durch Erkrankung der Venen, im Wesentlichen durch die tiefe Beinvenenthrombose bzw. die venöse Insuffizienz.

**Arterielles Bein**
- Die Pulse am Fuß sind abgeschwächt oder aufgehoben.
- Die Haut ist blass.
- Das Bein ist kalt.
- Es besteht kein Ödem, aber die Haut ist infolge der Unterernährung atrophisch verändert.

**Venöses Bein**
- Die Pulse am Fuß sind vorhanden.
- Die Haut ist rot bis bläulich.
- Das Bein ist warm.
- Es kann ein Ödem bestehen.

**120.** **Antwort und Kommentar**

⇒ Die Lösungen **B** und **E** sind richtig.

Bei der Arteriitis temporalis handelt es sich um eine **Entzündung der Schläfenarterie Arteria temporalis**. Häufig sind auch andere Äste der Halsschlagader betroffen. Die Ursache wird in einem **Autoimmunprozess** gesehen, dessen Pathogenese nicht geklärt ist. Die Erkrankung tritt v. a. ab dem 50. Lebensjahr auf.

Folgende Symptome können auftreten:
- Die Schläfenarterie kann verdickt und druckschmerzhaft sein, keine Pulse vorhanden.
- pochender Schläfenkopfschmerz
- Schmerzen beim Kauen
- Sehstörungen bis Erblindung bei Befall der Arteria ophthalmica
- allgemeine Entzündungszeichen (Fieber, Mattigkeit, Gewichtsverlust)

**121.** **Welche der folgenden diagnostischen Zeichen sind richtungs-weisend für die Diagnose einer Phlebothrombose?**

1. Homans-Zeichen positiv
2. Prehn-Zeichen positiv
3. Pulsdefizit vorhanden
4. harter Strang in der Kniekehle tastbar
5. Es besteht immer eine ödematöse Schwellung am Bein.

❏ A) Nur die Aussagen 1 und 4 sind richtig.
❏ B) Nur die Aussagen 1, 2 und 4 sind richtig.
❏ C) Nur die Aussagen 1, 3, 4 und 5 sind richtig.
❏ D) Nur die Aussagen 1 und 5 sind richtig.
❏ E) Nur die Aussagen 1, 2, 3 und 4 sind richtig.

**121.** **Antwort und Kommentar**

Die Lösung **A** ist richtig.

Folgenden **Untersuchungszeichen** geben Hinweise auf eine Phlebothrombose (tiefe Beinvenenthrombose):

- Homans-Zeichen positiv: Wadenschmerz bei Dorsalflexion des Fußes (heben in Richtung Fußrücken)
- Payr-Zeichen positiv: Druck auf die Mitte der Fußsohle führt zum Schmerz.
- Meyer-Druckpunkte: Druck entlang der inneren Schienbeinkante in der Wade schmerzhaft
- Druck entlang des Venenverlaufs schmerzhaft, Wadenmuskulatur schmerzhaft oder empfindlich
- Druck in der Kniekehle schmerzhaft – entzündete Vene (Vene poplitea) kann als harter Strang getastet werden.
- Bei Entzündung der Vena femoralis kann im medialen Oberschenkelbereich ein harter Strang palpiert werden.
- Druck in der Mitte des Leistenbandes schmerzhaft – evtl. kann ein harter Strang palpiert werden.
- Schmerzangabe beim Husten, Bücken und Pressen (Louvel-Zeichen).
- plötzliches Auftreten von Kollateralvenen im Schienbeinbereich (sogenannte Pratt-Warnvenen).
- Beschwerden bessern sich bei Hochlagerung des Beins (verbesserter venöser Rückfluss).

Zu Aussage 2: Das Prehn-Zeichen wird bei der Unterscheidung zwischen einer Hodentorsion und einer Nebenhodenentzündung angewandt.

Zu Aussage 3: Ein Pulsdefizit ist bei z. B. bei Vorhofflimmern vorhanden.

Zu Aussage 5: Das venöse Blut des unteren Beins wird über drei Hauptvenen abtransportiert, sodass bei einer Thrombose nur einer tiefen Vene keine Stauungszeichen vorliegen müssen.

**122.** Welche der folgenden Aussagen treffen zu? Ein Ulcus cruris (Unterschenkelgeschwür)...

1. ...kann infolge einer venösen Insuffizienz entstehen.
2. ...kann infolge einer arteriellen Verschlusskrankheit entstehen.
3. ...kann infolge eines Diabetes mellitus entstehen.
4. ...wird in Regel mit einer Kompressionsbehandlung und Hydro-kolloidverbänden behandelt.
5. ...ist eine Erkrankung, bei der Bewegung kontraindiziert ist.

❏ A) Alle Aussagen sind richtig.
❏ B) Nur die Aussagen 1 und 4 sind richtig.
❏ C) Nur die Aussagen 1, 2 und 3 sind richtig.
❏ D) Nur die Aussagen 1, 2, 3 und 4 sind richtig.
❏ E) Nur die Aussagen 1, 4 und 5 sind richtig.

**123.** Welche der folgenden Aussagen zur chronischen venösen Insuffizienz treffen zu?

1. Von häufigen Saunabesuchen ist abzuraten.
2. Die Haut am Fußknöchel kann ekzemartig verändert sein.
3. Die Haut am Fußknöchel kann eine starke Pigmentierung aufweisen.
4. Claudicatio intermittens ist mit dieser Erkrankung assoziiert.
5. Die Fußpulse sind in der Regel abgeschwächt.

❏ A) Nur die Aussagen 1, 2 und 3 sind richtig.
❏ B) Nur die Aussagen 1, 2, 3 und 5 sind richtig.
❏ C) Nur die Aussagen 2 und 3 sind richtig.
❏ D) Nur die Aussagen 1, 4 und 5 sind richtig.
❏ E) Alle Aussagen sind richtig.

**122.** **Antwort und Kommentar**

Die Lösung **D** ist richtig.

Als Ulcus cruris wird ein Unterschenkelgeschwür bezeichnet (Ulcus = Geschwür; cruris = Unterschenkel), das seinen Entstehungsort häufig über dem **Fußknöchel** hat. Am häufigsten entsteht ein Ulcus cruris im Rahmen einer **venösen Insuffizienz** (über dem Innenknöchel). Darunter versteht man die Schließunfähigkeit der Venenklappen in Verbindung mit einem chronischen Stau in den unteren Teilen des Beins. Der chronisch venöse Stau führt zur allmählichen Atrophie der Haut und damit zu einer offenen Wunde, die sich schlecht wieder schließt. Auch eine periphere arterielle Verschlusskrankheit kann einen Ulcus cruris verursachen (über dem Außenknöchel), z. B. im Rahmen eines Diabetes mellitus. Das Geschwür entsteht infolge der Mikro- und Makroangiopathie.

Bei der **Behandlung** ist körperliche Bewegung notwendig, um eine bessere Durchblutung zu ermöglichen. Die Kompressionsbehandlung zur Unterstützung des venösen Rückstroms ist unerlässlich. In neuerer Zeit werden erfolgreich Hydrokolloidverbände angewandt. Diese werden anfänglich alle zwei Tage und später zweimal die Woche gewechselt.

**123.** **Antwort und Kommentar**

Die Lösung **A** ist richtig.

Eine **venöse Insuffizienz** besteht, wenn durch wiederkehrende oder fortdauernde Venenthrombosen das venöse Blut nicht mehr abfließen kann. Die chronisch **venöse Stauung** führt zu Knöchelödemen und Hautveränderungen wie Stauungsdermatitis, Stauungsekzem, Stauungspigmentierung und Stauungsulkus.

Zu Aussage 1: Häufige Saunabesuche sind bei Bestehen einer venösen Insuffizienz zur Heilung nicht geeignet. Feuchtigkeit unterstützt die Heilung, nicht aber trockene Hitze.

Zu Aussage 4: Unter Claudicatio intermittens versteht man eine periphere arterielle Durchblutungsstörung, bei der ein Patient Schmerzen während einer Wegstrecke angibt und gezwungen ist, stehen zu bleiben.

Zu Aussage 5: Die Fußpulse sind in der Regel nicht abgeschwächt, da eine venöse Insuffizienz keine arterielle Verschlusskrankheit voraussetzt.

**124.** Welche der folgenden Aussagen trifft zu? Die Lagerung, bei welcher der Patient auf dem Rücken liegend beide Beine hebt und die Füße für eine bestimmte Zeit kreisen lässt, ist sinnvoll bei Verdacht auf...

❑ A) ... Thrombophlebitis.

❑ B) ... orthostatische Hypotonie.

❑ C) ... Verdacht auf Herzinfarkt.

❑ D) ... arterielle Embolie.

❑ E) ... chronische arterielle periphere Verschlusskrankheit.

**124.** **Antwort und Kommentar**

Die Lösung **E** ist richtig.

Bei dieser Beschreibung handelt es sich um die Ratschow-Lagerungsprobe. Sie wird durchgeführt, um die Durchblutung der unteren Extremitäten zu prüfen.

Zu Aussage B: Die orthostatische Hypotonie wird durch den Schellong-Test geprüft.

# Anatomie, Physiologie, Pathologie

**125.** Beschreiben Sie die Lage des Herzens.

**126.** Wie ist das Herz aufgebaut?

**125.** **Antwort**

Das Herz ist im Brustkorb hinter dem Brustbein lokalisiert. Es liegt im Mediastinum, dem Raum zwischen den beiden Lungenflügeln, und befindet sich zu zwei Dritteln links und zu einem Drittel rechts der Mittellinie. Die Herzachse, welche die Verbindungslinie zwischen der Herzbasis und der Herzspitze darstellt, verläuft von rechts oben hinten nach links unten vorne. Das Herz weist dabei eine Linksrotation auf, sodass direkt hinter dem Brustbein das rechte Herz bzw. die rechte Herzkammer liegt. Die Herzspitze befindet sich im fünften Zwischenrippenraum innerhalb der Medioklavikularlinie. Sie ist mit dem Zwerchfell verwachsen und liegt der Bauchdecke an. Die Herzbasis liegt am oberen Pol des Herzens und stellt den Ein- und Austrittsort der Gefäße dar.

**126.** **Antwort**

Das Herz besteht aus einem Hohlmuskel, welcher vier Herzräume umschließt. Nach innen sind diese mit dem sehr glatten Endokard ausgekleidet, das den Aufbau der Herzklappen ermöglicht. Es wird vom vorbeifließenden Blut ernährt. Die mittlere Schicht des Herzens ist das Myokard, die Herzmuskulatur, welche sich selbst erregen kann. Die äußere Schicht des Herzens ist das Perikard, der Herzbeutel. Er umschließt zweiwandig das Herz und ermöglicht eine Abgrenzung und Beweglichkeit gegenüber den umliegenden anatomischen Strukturen.

Das Herz besteht innen aus zwei Pumpen, dem rechten und dem linken Herzen. Das Herz zeigt einen Vorhof und eine Kammer, die mit „Einwegventilen", den Herzklappen abgegrenzt sind. Dabei befinden sich die Segelklappen immer zwischen den Vorhöfen und den Kammern und die Taschenklappen immer zwischen den Kammern und den danach abgehenden Gefäßen.

**127.** Was können Sie zu den Begriffen Systole und Diastole erzählen?

**128.** Was können Sie als Heilpraktiker am Herz untersuchen?

**127.** **Antwort**

Systole und Diastole beschreiben die Arbeitsphasen des Herzens.

In der Diastole werden die beiden Herzkammern mit Blut gefüllt. In der Anfangsphase der Diastole, der Erschlaffungsphase, sind noch alle vier Klappen geschlossen. Dann führt der steigende Druck in den Vorhöfen zum Öffnen der Segelklappen – auf der rechten Seite der Trikuspidalklappe und auf der linken Seite der Mitralklappe –, und die Füllungsphase beginnt. Die Systole wird durch das Herzreizleitungssystem eingeleitet und führt in der Anspannungsphase dazu, dass die Segelklappen wieder geschlossen werden. Der in den Herzkammern schnell steigende Druck sprengt die Taschenklappen auf – auf der rechten Seite die Pulmonalklappe und auf der linken Seite die Aortenklappe – und führt zur Austreibungsphase. Das rechte Herz pumpt dabei das Blut über die Lungenarterien zur Lunge, das linke Herz über die Aorta in den Körperkreislauf.

**128.** **Antwort**

Ich kann den Herzspitzenstoß palpieren. Er befindet sich normalerweise im 5. ICR medioklavikular. Bei einer Rechtsherzinsuffizienz ist der Herzspitzenstoß nach links außen, bei einer Linksherzinsuffizienz nach links außen unten verschoben.

Bei der Auskultation kann ich physiologisch die Herztöne wahrnehmen. Der erste Herzton stellt den Anspannungston der Herzmuskulatur bzw. den Klappenschlusston der Segelklappen dar, der zweite Herzton rührt vom Klappenschluss der Taschenklappen her.

Als Ausgangspunkt nehme ich den Erb-Punkt, er befindet sich im 3. ICR parasternal links.

Der jeweilige Punctum maximum der verschiedenen Herzklappen befindet sich nicht über den Klappen, sondern dort, wo der Blutstrom die Klappenschlusstöne am deutlichsten hinträgt: bei der Aortenklappe im 2. ICR parasternal rechts, bei der Pulmonalklappe im 2. ICR parasternal links, bei der Mitralklappe im 5. ICR medioklavikular links und bei der Trikuspidalklappe im 4. ICR parasternal rechts.

**129.** Was ist der Frank-Starling-Mechanismus?

**130.** Wovon ist der Blutdruck abhängig?

**131.** Was sagt der Begriff essenzielle Hypertonie aus?

**132.** Welche Angina-pectoris-Formen werden unterschieden?

**129.** **Antwort**

Der Frank-Starling-Mechanismus bezeichnet die Kraft-Spannungs-Beziehung der linken Kammermuskulatur. Je größer die Kontraktionskraft des linken Ventrikels – und damit das Herzminutenvolumen – wird, desto mehr muss sich die Kammer in der Enddiastole dehnen um vermehrt Blut aufzunehmen. Der Frank-Starling-Mechanismus stellt den Kompensationsmechanismus dar, wenn im Körper ein chronischer Sauerstoffmangel besteht.

**130.** **Antwort**

Der Blutdruck ist im Wesentlichen von drei Kriterien abhängig: der Kontraktionskraft des linken Herzens, dem Blutvolumen und der Grundspannung der kleinen Arterien, der Arteriolen. Letztere sind die Widerstandsregler und bestimmen durch Vasokonstriktion und Vasodilatation, welches Organ wie viel Blut erhält.

**131.** **Antwort**

Bluthochdruck ist in 90 % der Fälle essenziell. Er entsteht durch Vasokonstriktion der peripheren Arteriolen. Die Ursache ist nicht geklärt. Man weiß aber, dass diese Erkrankung häufig familiär bedingt ist, die meisten Patienten eine Abneigung gegenüber ausreichender Bewegung haben und psychosozialer Stress ein wichtiger Auslöser ist. Die essenzielle Hypertonie ist ein Bestandteil des metabolischen Syndroms und damit der Wohlstandskrankheiten. In 10 % der Fälle wird der Bluthochdruck durch andere Erkrankungen verursacht.

**132.** **Antwort**

Bei der stabilen Angina pectoris entstehen Herzbeschwerden durch bekannte Mechanismen, meist körperliche Anstrengung oder durch ein opulentes Mahl. Die stabile Angina pectoris ist mittels einer Nitroglyzeringabe gut behandelbar.

Die instabile Angina pectoris zeigt sich schon in Ruhe und ohne auslösenden Mechanismus. Sie dauert länger an, ist schlechter mit Nitroglyzeringabe therapierbar und gilt als akutes Risiko für einen Herzinfarkt.

**133.** Was bedeutet der Begriff Asthma cardiale?

**134.** Was verstehen Sie unter einer Hochdruckkrise, und welche Komplikationen sind zu befürchten?

**135.** Beschreiben Sie das Beschwerdebild bei einem Patienten mit Rechtsherzinsuffizienz!

**133.** **Antwort**

Beim Asthma cardiale handelt es sich um anfallartige Atemnot in der Nacht, begleitet von quälendem Hustenreiz. Der Patient muss sich aufsetzen, um richtig Luft holen zu können. Dies wird als Orthopnoe bezeichnet. Asthma cardiale stellt das letzte Stadium der Linksherzinsuffizienz dar. Der Patient hat Atemnot schon in Ruhe. Der Grund, warum die Atemnot zuerst in der Nacht auftritt, liegt darin, dass sich das Blut tagsüber durch die aufrechte Position zu über 70 % in den Venen befindet. Beim nächtlichen Liegen verteilt es sich gleichmäßig im Körper, und das Herz hat dadurch mehr Arbeit zu leisten, welche es nicht mehr bewältigen kann.

**134.** **Antwort**

Von einer Hochdruckkrise oder hypertensiven Krise spricht man, wenn der systolische Wert über 230 mmHg und/oder der diastolische Wert über 130 mmHg steigt. Bei Blutdruckwerten dieses Ausmaßes wird befürchtet, dass entweder gesunde oder vorgeschädigte Gefäße reißen und lebensgefährliche Blutungen verursachen. Auch eine akute Linksherzinsuffizienz mit Auftreten eines Lungenödems ist zu befürchten.

**135.** **Antwort**

Bei einem Patienten mit einer Insuffizienz des rechten Herzens sind venöse Stauungszeichen zu erkennen. Die Vena jugularis am Hals ist sichtbar gestaut, ebenso die Unterzungenvenen. Tagsüber zeigen sich Wassereinlagerungen in den Beinen. Nachts muss der Patient verstärkt zur Toilette (Nykturie) Der Patient hat zunächst bei körperlicher Anstrengung Atemnot und kann bläuliche Lippen aufweisen. Bei einem längeren Bestehen kann es zur Leberstauung kommen. Da die Leber selbst ein großes Blutorgan ist, kann sich ein Hochdruck im Pfortaderkreislauf entwickeln. Charakteristische Zeichen dafür sind Aszites, Milzschwellung und Magen-Darm-Beschwerden. Weitere Zeichen einer Rechtsherzinsuffizienz können Pleuraerguss und Nierenschädigungen sein.

**136.** Was passiert bei der Aortenklappeninsuffizienz und welche Symptome sind zu erwarten?

**137.** Was wissen Sie über Herzglykoside?

**136.** **Antwort**

Eine Aortenklappeninsuffizienz bedeutet, dass die Aortenklappe während der Diastole nicht vollständig schließen kann. Ein Teil des Blutes aus der Aorta kann wieder zurück in die linke Herzkammer fließen. Dies wird als Pendelblut bezeichnet. Die linke Herzkammer wird vom Pendelblut belastet und muss jetzt wesentlich mehr Kraft aufwenden, um die zusätzliche Menge in den Körperkreislauf zu pumpen und die Körperzellen ausreichend mit Sauerstoff zu versorgen. Dabei entsteht das Phänomen der großen Blutdruckamplitude. Während der Diastole sackt der Blutdruck infolge des Pendelbluts ab, um während der Systole durch die Mehrarbeit zu steigen. Der systolische Blutdruck kann so erhöht sein, dass ein sogenannter **Wasserhammerpuls** auftritt. Dieser ist als ein sehr harter Radialispuls zu fühlen. Die Halsschlagader kann schon in Ruhe sichtbar pulsieren. In seltenen Fällen kann die Pulswelle so stark sein, dass ein pulssynchrones Kopfnicken und/oder ein Kapillarpuls auftreten können.

**137.** **Antwort**

Herzglykoside werden vom Arzt bei dekompensierter Herzinsuffizienz eingesetzt und haben am Herz vier Wirkungen: Die Herzmuskelkraft wird gesteigert, die Herzfrequenz herabgesetzt, die Reizleitungsgeschwindigkeit verlangsamt und die Reizleitungsschwelle herabgesetzt. Insgesamt wird die Pumpleistung am Herz verbessert, und der Patient hat weniger Atemnot.

Jedoch ist die therapeutische Dosierungsbreite von Herzglykosiden gering, sodass leicht eine Überdosierung entstehen kann. Typische Beschwerden einer Digitalisintoxikation sind Magen-Darm-Beschwerden wie Koliken, Übelkeit, Erbrechen und Durchfälle, Herzrhythmusstörungen wie Bradykardie oder im extremsten Fall Kammerflimmern – sowie Beschwerden beim Sehen, insbesondere Farbensehen.

Die Digitalisglykoside werden in eine erste und zweite Ordnung unterschieden. Digitalisglykoside erster Ordnung sind Reinsubstanz von Fingerhut und Strophanthus. Da sie synthetisiert wurden, gehören sie nicht mehr zu den Phytotherapeutika und sind verschreibungspflichtig. Digitalisglykoside zweiter Ordnung sind Phytotherapeutika und können von Heilpraktikern daher verschrieben werden, z. B. Digitaloide von Maiglöckchen und Adonisröschen.

**138.** Schildern Sie die Stadien der peripheren arteriellen Verschlusskrankheit an den unteren Extremitäten!

**139.** Was versteht man unter „Virchow-Trias"?

**138.** **Antwort**

Die periphere arterielle Verschlusskrankheit der unteren Extremitäten wird nach Fontaine eingeteilt.

Im ersten Stadium äußern die Patienten bei normaler Belastung keine Beschwerden, es sind jedoch arteriosklerotische Einengungen der Beinarterien feststellbar. In diesem Stadium ist eine ausdauernde körperliche Betätigung notwendig, um eine Kollateralbildung von Gefäßen zu fördern.

Im zweiten Stadium kommt es nach einer bestimmten Gehstrecke zu heftigen Krämpfen der Bein- und Fußmuskulatur, sodass der Patient gezwungen wird, stehen zu bleiben. Dieses Stadium wird auch Schaufensterkrankheit oder Claudicatio intermittens genannt. Nach einer gewissen Zeit erholt sich die Beinmuskulatur wieder, und der Patient kann seine Gehstrecke fortsetzen, bis er erneut gezwungen wird, stehen zu bleiben. Je kürzer die Gehstrecke, desto stärker die Gefäßeinengung. Auch in diesem Stadium ist submaximales Dauertraining zur Bildung von Kollateralen angebracht.

Im dritten Stadium ist der Gefäßeinengung so stark geworden, dass schon Schmerzen in Ruhe bestehen. Hier ist nur eine chirurgische Behandlung erfolgreich.

Im vierten Stadium kommt es zum Untergang des nicht ausreichend versorgten Gewebes. Es entwickelt sich ein Gangrän. Der betroffene Körperteil muss amputiert werden.


**139.** **Antwort**

Die Virchow-Trias bezeichnet die möglichen Ursachen einer Thrombosebildung. Zum einen sind dies Gefäßwandschäden, wie z. B. Arteriosklerose, zum Zweiten ist es eine verlangsamte Blutfließgeschwindigkeit, wie sie in den tiefen Beinvenen am häufigsten auftritt, und zum Dritten ist es eine veränderte Blutzusammensetzung, wie z. B. eine gesteigerte Viskosität bei einer erhöhten Blutzellzahl.

**140.** Wie kann sich eine tiefe Beinvenenthrombose bemerkbar machen?

**140.** **Antwort**

Eine tiefe Beinvenenthrombose muss nicht immer mit einer deutlichen Symptomatik einhergehen. Manchmal sind Wadenschmerzen, Muskelkater, schwere Beine oder Spannungsgefühl die einzigen Zeichen.

Im klassischen Fall ist der Fuß bzw. das Bein ödematös geschwollen, die betroffene Region ist rot-bläulich. Die Haut ist warm, gespannt und glänzend, und die Pulse an der Arteria tibialis posterior und der Arteria dorsalis pedis sind vorhanden. Eventuell lässt sich die thrombosierte Vene als harter Strang am Bein ertasten. In einigen Fällen ist das plötzliche Auftreten von oberflächlichen Varizen ein Warnhinweis. Allgemeine Entzündungszeichen wie Fieber, Leukozytose mit Linksverschiebung und erhöhte Blutkörperchensenkung können auftreten. Einige Untersuchungszeichen geben den Hinweis auf eine tiefe Beinvenenthrombose (s. S. 131). Oft verbessern sich die Beschwerden, wenn das Bein hochgelagert wird. In einigen Fällen werden Beinschmerzen beim Bücken, Pressen und Husten angegeben.

# Übersicht der Multiple-Choice-Antworten

Tab. 2 Multiple-Choice-Fragen Anatomie und Physiologie.

| 1 B | 2 A | 3 D | 4 A | 5 C |
|---|---|---|---|---|
| 6 B | 7 B | 8 C | 9 C | 10 E |
| 11 B | 12 A | 13 C | 14 D | 15 E |
| 16 D | 17 B, D | 18 D | 19 E | 20 E |
| 21 B | 22 A | 23 A | 24 B | 25 D |
| 26 C | 27 C | 28 C | 29 A | 30 B |
| 31 B, D | 32 E | 33 A | 34 C | 35 E |

Tab. 3 Multiple-Choice-Fragen Pathologie.

| 36 A | 37 B | 38 E | 39 C | 40 C |
|---|---|---|---|---|
| 41 E | 42 E | 43 D | 44 D | 45 B |
| 46 C | 47 A | 48 E | 49 E | 50 B |
| 51 C | 52 A | 53 A | 54 C | 55 B |
| 56 B, C, D | 57 E | 58 B | 59 A | 60 B |
| 61 D | 62 B, E | 63 C | 64 B | 65 A |
| 66 A, D | 67 A | 68 E | 69 C | 70 C |
| 71 D | 72 D | 73 B | 74 B | 75 C |
| 76 A, D, E | 77 C | 78 B | 79 A | 80 D |
| 81 A | 82 D | | | |

Tab. 4 Multiple-Choice-Fragen Pathologie mit Differenzialdiagnose.

| 83 A, E | 84 A, C, D | 85 C, D, E | 86 A, B, D | 87 D |
|---------|------------|------------|------------|------|
| 88 E | 89 B, D | 90 C | 91 E | 92 B |
| 93 C | 94 E | 95 A, B | 96 C | 97 C |
| 98 D | 99 E | 100 D | 101 D | 102 B |
| 103 B, C | 104 A | 105 B, C, D | 106 B | 107 E |
| 108 C | 109 A | 110 C, D | 111 A | 112 C, D |
| 113 E | 114 D | 115 B | 116 A | 117 A |
| 118 E | 119 A | 120 B, E | 121 A | 122 D |
| 123 A | 124 E | | | |

# Sachverzeichnis